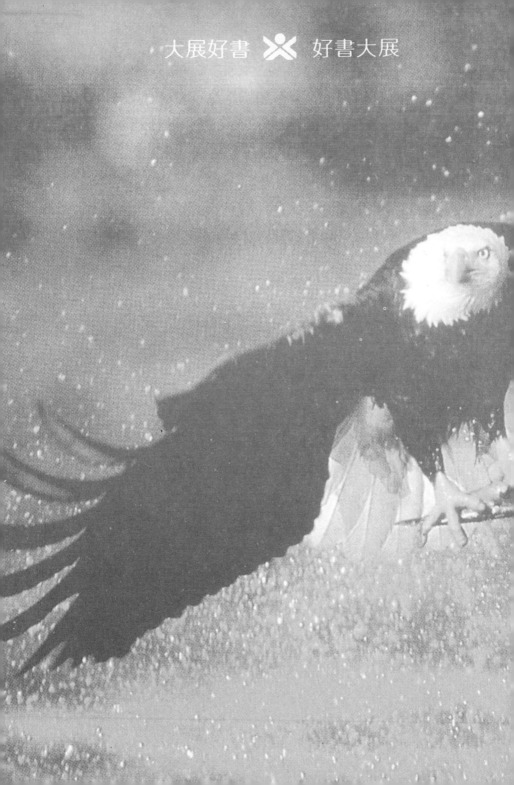

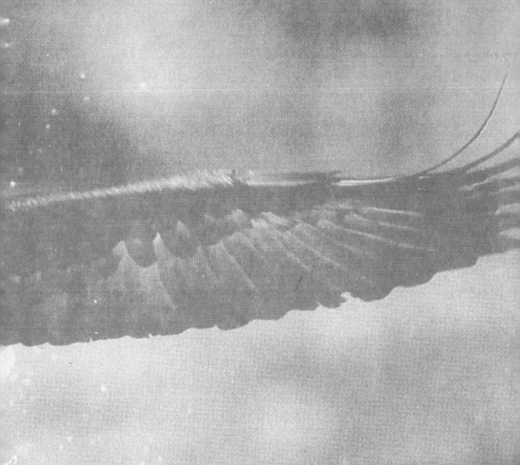

 大展好書 好書大展

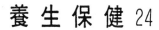

養生保健 24

抗老功

陳九鶴/著

大展出版社有限公司

抗老功，咸言益壽健身

養性更相宜

祝賀陳九鶴同志《抗老功》一書出版

己巳年秋書島唐訶

前　言

　　拙著≪抗老功≫是我晚年健身活動和健身教學活動的經驗總結。

　　本人因病於 1958 年開始學練氣功，先是學練內養功（靜功），後又加練太極拳、羅漢拳和五禽戲、八段錦、易筋經等動功。十年動亂，身處逆境，練功被迫一度中斷。

　　1976 年重新復功，先是以太極拳、羅漢拳為基礎，試練武術氣功化，自編≪百式太極功≫（即「抗老拳功」），後又以八段錦、易筋經等為基礎，試練張弛交替、站走結合的抗老動功。

　　1984 年開始在中老年人當中教功，根據教學反映，又把抗老動功一分為二，改編成為以靜力運氣為特點的抗老外功和以形意導引為特點的抗老站功。站功因其動作簡單、易學易記和具有鍛鍊強度低、氣感反應強、活動空間小、可在室內練等特點，因而深受老年人所喜愛。

　　抗老功系列是在發掘傳統功法的基礎上，在練功和教功的實踐過程中，集思廣益，幾經修訂，逐步形成的。

　　抗老功是靠調動自身潛能同疾病和衰老作對抗的自我身心修持方法，許多靠藥物和其他醫療手段治療效果不明顯的慢性疾病，常練抗老功卻能獲得意想不到的效果。

　　我是抗老功的編練者，也是抗老功的第一個受益者，我原患有胃潰瘍、慢性支氣管炎、冠心病、神經衰弱及內臟下垂等疾病，這些慢性病現已基本康復。

其他許多堅持抗老功鍛鍊的中老年人，他們分別患有循環、呼吸、消化、神經、內分泌等系統的慢性病，經過練功也都獲得了滿意效果，尤其對預防感冒、減肥、改善運動功能、睡眠及內臟下垂復位等，效果更為好些。

抗老功是以傳統氣功為基礎的創新功法，它還需要通過廣泛深入的練功和敎功實踐，進一步補充、完善、發展、提高，需要廣大讀者多提改進意見。

陳九鶴

內容提要

抗老功集儒、釋、道、醫、武於一體，身心雙修，動靜相兼，老少咸宜，人人可練，練必受益，不會出偏。

本書重點介紹了抗老功五種功法的特點、要領及其相互關係，文筆流暢，理法並重，圖文並茂，通俗易懂，讀者可照書自學自練。

目　　錄

第一章
抗老功功理功法概要

　　抗老功是為中老年人防衰延老而編創的一種自我身心修持方法。恆練抗老功，能夠改善人體免疫功能，增強抗病能力，使人少生病和不生大病，並可減緩人體某些功能的衰退過程，或使已經衰退的功能得到某種程度的恢復。功夫練得好，其老化功能可返還十至二十年，甚至還多。人的時序年齡無法改變，而人的生物年齡則能相對改變。

　　抗老功由臥功、外功、拳功、站功、坐功等五種功法組成。臥功和外功外練筋骨皮，重點修練運動功能；拳功和站功內練一口氣，重點修練內臟功能；坐功靜養精氣神，重點修練神經功能。五種功法內外兼修、形神俱練、虛實並舉、動靜結合，共同構成抗老功之整體功法系列。

　　抗老功集儒、釋、道、醫、武於一體，博採眾家之長，多功融會繼承，其功法淵源大體是：臥功、外功以瑜伽為基礎，拳功以太極為基礎，站功以導引為基礎，坐功以內丹術為基礎。

　　抗老功的功理基礎是中醫經絡氣化學說，這一學說認為，人體因外感六淫，內傷七情，父母遺傳之先天元氣，日損月耗，需要後天外氣源源補充；人體通過呼吸系統和消化系統，將外氣攝入體內，通過經絡系統輸佈全身；人體經絡具有行氣血

、通陰陽、養臟腑、濡筋骨、利關節等作用；鍛鍊經絡，使其暢通，能夠袪病健身，延年益壽。

抗老功向外界攝取能量的功法有意念導引、形體導引、呼吸導引和音頻導引等，其中起主導作用的是意念導引。意念導引的特點是不受時空制約，其意念境界取最大值，即通天無限高，入地無限深，延展無限遠，最大限度地從廣潤深邃的宇宙空間攝取能量。在人體向外界攝取能量的過程中，兩手勞宮穴在意念作用下，具有外導大氣進入機體，內引真氣上下運行等特殊功能。

抗老功意念導引的實質是借助人類大腦所特有的第二信號系統──語言功能，對練功過程作良性心理激發──意念暢想，使練功自始至終充滿自信與活力，以此在大腦建立起良性信息優勢，逐漸改變和消除原有之病理信息，達到以心理促生理，加快機體康復。

鑑於中老年人精力日減，活動漸少，運動功能急劇衰退等特點，抗老功重視形體導引，動功比重較大。抗老功形體導引的特點是用意不用力，要求動作輕柔緩慢，氣勢連貫，上下相隨，內外相合，形神兼備，意氣合一。

抗老功強調自我身心修練，強調內向性運用意識，強調意念活動的主導作用，強調用意念統馭呼吸、引動形體，通過調心、調身、調息等自我調節，調動自身潛能，戰勝疾病，康復機體。

綜合上述形意導引之特點，抗老功的基本要領，可概括為下面四句話：「意念境界無限大，兩手廣探宇宙能，動作重意不重力，意氣合一功自成。」

抗老功的意和氣是統一的，有意就有氣，意到氣即到，意靜氣則生，意誠功則成。

　　修練抗老功，要求面南站立和動作緩慢。面南站立是為了順應地磁方向，促使體內磁性物質較快形成低能態順磁排列，動作緩慢是為了使形體運動速度同體內低能態磁性物質的運動頻率相適應，以期引發磁共振，產生熱、脹、麻、癢、動等氣感效應。

　　據測試，人體磁場強度為 1×10^{-5} 至 1×10^{-9} GS（高斯），引發人體磁共振的運動頻率為 0.5Hz（赫茲）以下。

　　人體磁場強度和引發人體磁共振的運動頻率都很低，與此低頻率相適應的練功動作理應緩慢，練功實踐證明，動作愈緩慢，氣感反應愈強。

　　人體磁共振所產生的能量（真氣），以經絡和體液中的有機化合物為媒介，輸佈全身，攻於病灶，對調和氣血、治病強身、防衰延老、開發智能等，頗有效益。

第二章
抗老臥功和抗老外功
的功法特點及練功要領

　　抗老臥功和抗老外功，均以鍛鍊人體運動功能為重點，它們通過大幅度地抻拔筋骨，可拉長關節周圍的肌肉和韌帶，促進骨鈣代謝，防治中老年人常見的骨質疏鬆、關節僵硬、肌肉萎縮等症，並可提高人體的柔韌性和靈活性，使老年人筋骨硬朗，行動方便，生活自理。同時通過活動筋骨，還能有效地提高內臟器官的代謝水平（尤其是肌肪和糖類代謝），可減少中老年人心腦血管、糖尿、癌腫等常見疾病發生。

　　抗老臥功為室內動功，主要用於早晨起床盥漱後，在床上進行鍛鍊。該功重點鍛鍊腰腹，對減肥和防治腰腿痛疼等，效果較好。

　　抗老外功為室外動功，要求在空氣清新處鍛鍊。該功因為動作較大，鍛鍊度較高，故中間穿插安排了若干次起整理作用的散步按摩活動。這種張弛交替、站走結合的練功方法，使得外功鍛鍊具有多樣性和間歇性。

　　多樣性鍛鍊，可使人體產生多種適應能力；間歇性鍛鍊，既能使心率有所改變，又不使心臟負荷過重，既能延長人體在戶外活動的時間，又不使人感到疲勞和厭倦。這是一種極好的鍛鍊方法，它不僅能夠有效地改善心血管功能，增強抗病能力

，減少疾病（尤其是感冒）發生，而且能夠有效地消除功前的一些不適症狀，功後自覺身心舒暢，精力倍增。練功實踐證明，這一鍛鍊方法，本身就是一種好功法。

抗老臥功和抗老外功的核心功法是「靜力運氣」。所謂靜力運氣，就是當動作幅度和用力強度，都達到相對高峰時，要吸氣滿胸，短暫屏氣，保持姿勢，持續加力，對相關肌肉作靜力性收縮，使主要鍛鍊部位出現酸脹、響動等氣感反應，並用意念將氣力引向該部位，使其氣感反應持續增強，然後放鬆、呼氣；在上述屏氣發力和放鬆呼氣時，可伴以哼哈之聲，以調節胸腹內壓（其聲宜小，勿給他人構成噪聲）。

抗老臥功和抗老外功，因動作較大，對人體運動功能要求較高，學練此道，需要注意下列事項：

一、動作與呼吸相配合，伸展用力的動作為吸，放鬆舒展的動作為呼；吸氣時胸廓擴張，腹部內收，吸氣後相應屏氣發力；呼氣時胸廓回位，腹部隆起，呼氣後或呼氣中視用力需要酌情屏氣。

二、靜力運氣的強度要適中，每一動作用力大小和屏氣長短，要根據健康狀況，實事求是，量力而行。不可過分屏氣，尤其是冠心病患者，嚴禁像潛泳那樣長時間用力屏氣。

三、在靜力運氣過程中，是否出現筋骨響動。要聽其自然，不可強求。

四、散步按摩要輕鬆、柔和、緩慢、自然，每次按摩都要做到使心率、呼吸完全恢復平靜為止，按摩頻率與步伐應盡可能協調一致，同時按摩要有意念參與，以增強效果。

五、臥功除必須赤腳鍛鍊的第一、二式外，其餘各式可根據各自需要與可能，自行選練。

六、外功，中青年人應力爭全練，老年人亦應根據健康狀

況，盡可能多選多練。

七、需要重點加練某一功節時，一次量不宜過大，如果功後出現筋骨疼痛和其他不適反應，應及時減量。

臥功柔韌十二式圖解

第一式　俯仰攀足

併足仰臥，兩手十指交叉，兩臂翻掌後伸（圖1-1）；上身坐起，向前俯身，兩手攀足，額頭觸腿，用力抻拉督脈、膀胱經若干次（圖1-2）；手搓湧泉穴若干次（圖1-3。中指可適當加力刺激足底神經）。以上為一遍，可重複若干遍。

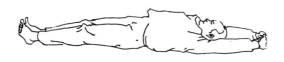

圖1-1

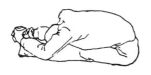

圖1-2

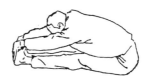

圖1-3

第二式　手足雙動

　　仰臥四肢朝天，用力分張指、趾（圖1-4），手、足蜷曲握固（圖1-5），再用力分張指、趾（如圖1-4），再蜷曲握固（如圖1-5），如此交替重複若干次；手、足順逆旋腕各若干次（圖1-6）。以上為一遍，可重複若干遍（手足在旋轉過程中，要不停地抓撓，即上旋時指、趾要分開，下旋時指、趾要屈縮，以充分活動手六經）。

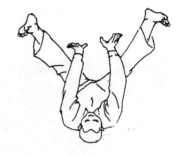

圖1-4

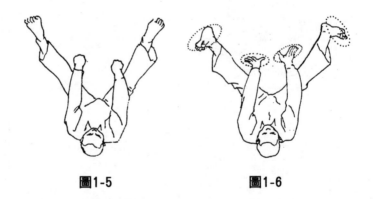

圖1-5　　　　　　　圖1-6

第三式　翻身轉體

　　左側臥，左腿略屈，右腿屈膝超越左腿，右膝觸床，或把右足搭在床緣外，左手壓住右膝，右臂右伸，兩肩貼床，向右

轉頸最大限度，靜力扭動腰椎，抻拉腎俞、命門穴（圖1-7）；然後右側臥，如法反向重複上述動作，左右交替各重複若干次。

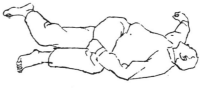

圖1-7

第四式　撐腰鼓腹

屈膝仰臥，弓腰鼓腹，兩掌抵住腰眼（腎俞穴），左右晃動身軀，兩肘尖向裡挪動併靠，盡可能使小臂垂直，然後伸腿放鬆，兩小臂猶如「千斤頂」，將腰腹撐起（圖1-8）。此式重點抻拉脊里韌帶（亦稱「黃韌帶」），堅持時間愈長愈好。練完後活潑手腕。

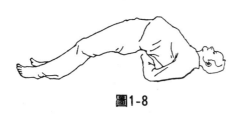

圖1-8

第五式　倒立蜷體

距床緣30公分左右處，置一矮凳（低於床20公分左右），頭枕床緣，兩手撐腰，仰臥併足倒立，堅持片刻（圖1-9）。屈體倒蜷，足尖輕輕落在凳子上，借助重力作用，抻拉督脈、膀胱經，兩手捶擊背、腰、臀和兩腿後側（圖1-10）。邊捶擊邊恢復仰臥併足朝天，兩手由外踝上方捶擊小腿脛骨外緣及大腿前側（圖1-11）。邊錘擊邊恢復屈膝仰臥，再先左後右分別夾擊兩腿內外側，並重點夾擊內踝高點直上三寸之三陰交穴和脛骨前嵴外一橫指之足三里穴（圖1-12）。以上為一遍，可重複若干遍。

倒立號稱瑜伽之王，對臟器下垂復位作用較好，並可增強

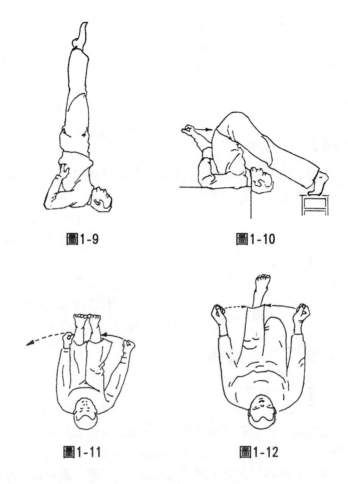

圖1-9　　　　　　　圖1-10

圖1-11　　　　　　　圖1-12

性線分泌功能，有助於防衰延老。

　　但該功不適用於高血壓和心腦血管病患者，耄耋老人也不宜練倒立，可直接從圖4-10練起。此功難度較大，必須小心謹慎，注意掌握平衡，避免跌到床下。中老年人練此功，一般不宜在地板平面上進行，以免折傷頸椎，發生意外。

第六式　抻拉襠胯

　　承上式屈膝開襠，手握足踵，手、足用力蹬拉若干次（圖1-13）；手足左右側分，兩手向下壓足、壓腿，抻拉襠胯、會陰穴若干次，每次壓腿盡可能使足尖觸床，或保持姿勢，四肢放鬆，利用重力作用，靜力抻拉會陰穴（圖1-14）。以上為一遍，可重複若干遍。

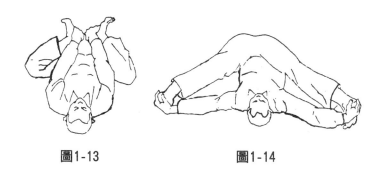

圖1-13　　　　　　　　　　圖1-14

第七式　抱足滾翻

　　承上式兩腿屈膝，足底吻合，兩手十指交叉，抱足仰臥（圖1-15），向後滾翻（圖1-16），再向前滾翻，俯身額頭觸足，兩肘觸床，靜力運氣片刻（圖1-17）；再向後仰翻，再向前俯翻，如此前俯後仰滾翻若干次。

　　注意後仰時，不要翻滾過度，失去平衡，跌到床下或碰傷足趾。如有寬大地毯，此式也可在地上作霹靂舞式的「不倒翁」的旋轉滾翻（圖1-18）。

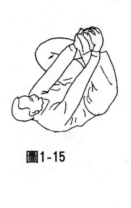

圖1-15

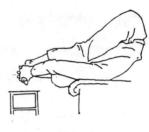
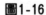

圖1-16

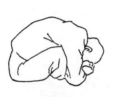

圖1-17

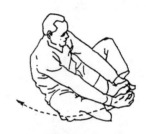

圖1-18

第八式　雙足擊臀

　　屈膝仰臥，兩臂側伸，足腕放鬆，兩腿用足跟交替快速擊打臀部各若干次（圖1-19）。此式重點在於震動足腕，刺激解谿穴。

　　注意：男性應稍偏外擊打，以免傷及睪丸。

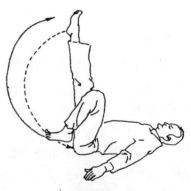

圖1-19

第九式　兩腿側蹬

　　承上式之結束動作——兩腿併足上伸（圖1-20），屈膝開襠，足跟對接，足尖外拐（圖1-21），兩足用力側蹬，兩腿夾角愈大愈好（圖1-22），兩腿上伸併足（圖1-23），兩腿緩慢下落成仰臥併足式（圖1-24），再兩腿併足緩慢上伸（如圖1-23），屈膝開襠，足跟對接，重複上述側蹬動作若干次。

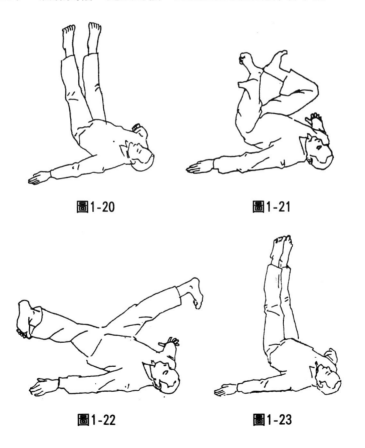

圖1-20　　　　　　　　　　　圖1-21

圖1-22　　　　　　　　　　　圖1-23

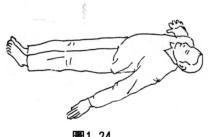

圖1-24

第十式　攀足壓腿

　　由上式之併足仰臥，翹起左腿，左手握住左外踝，右手握住左足心（圖1-25），兩手緩慢用力向下搬足壓

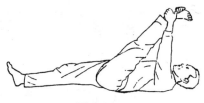

圖1-25

腿至最大限度若干次（圖1-26）；放下左腿，翹起右腿，如法重複上述動作；左右交替各重複若干次。

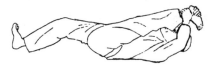

圖1-26

第十一式　旋腿滾翻

　　併足仰臥，兩手緊握床緣，併足抬腿，以肩背為支點，最大限度順逆旋腿滾翻各若干次（圖1-27）。此式兩足空間

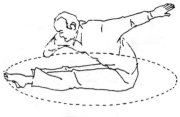

圖1-27

圓轉軌跡愈大愈好，以充分抻拉督
脈、膀胱經。

第十二式　俯臥弓身

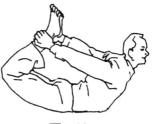

　　俯臥，屈腿，手握足腕，挺胸
、鼓腹、抬頭，用力蹬拉若干次
（圖1-28）；四肢展開，俯臥放鬆
片刻（圖1-29）；翻身仰臥放鬆片
刻（圖1-30）。收功。

圖1-28

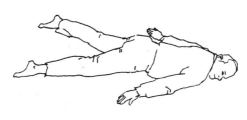

圖1-29

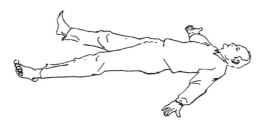

圖1-30

外功剛健十二節圖解

第一節　甩　臂

　　跨步站立，左右轉體最大限度，手臂放鬆，慣性甩擺，拍打肩、背大椎穴（第七頸椎棘突下）若干次（圖2-1）；再拍打腰、腹、帶脈、命門穴（第二腰椎棘突下）若干次（圖2-2）。以上可反覆交替進行。

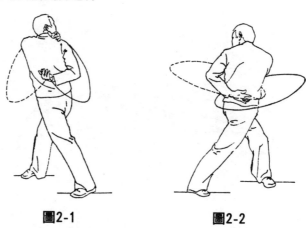

圖2-1　　　　　　　　　圖2-2

第二節　轉　膝

　　㊀併足站立，俯身雙手按膝，併膝左右屈蹲、順逆旋轉各若干次（圖2-3）。

　　㊁承上式，足開15公分左右，開膝屈蹲、併膝起立、轉膝若干次；再併膝屈蹲、開膝起立、轉膝若干次（圖2-4）。

　　㊂散步按摩：⑴兩手重疊、左手在下，順逆旋揉百會（兩

側耳廓尖連線中點）、四神聰（百會前後左右各１寸）各若干次，倒手再順逆旋揉各若干次（圖2-5）。(2)指腹按摩髮根、指端梳髮、手掌搓髮各若干次（圖2-6）。

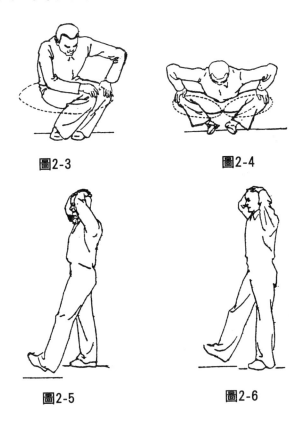

圖2-3　　　　　　　　圖2-4

圖2-5　　　　　　　　圖2-6

第三節　撐　臂

㈠併足站立，俯身兩手按在寬約 50～55 公分、高約 60～65 公分的凹形依托物上，向後撅臂，收腹壓臂（圖2-7）；向

前挺身抬頭（圖2-8），俯身屈臂，向下壓體，昂首挺胸，鼓腹塌腰，靜力運氣，堅持片刻（圖2-9）；再挺身撐臂，俯身撅臀，收腹壓臂，恢復圖2-7。以上為一次，連續重複若干次。

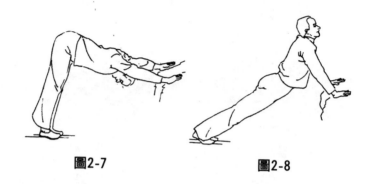

圖2-7　　　　　　　　　圖2-8

　　㈡散步拍肩：在行進中屈肘擴胸（圖2-10），甩臂拍肩或捶肩（圖2-11、圖2-12、圖2-13）若干次（注意兩臂上下交替換位）。

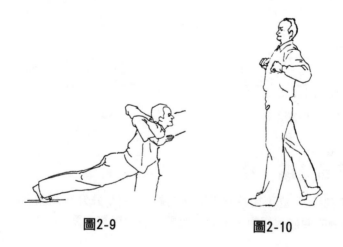

圖2-9　　　　　　　　　圖2-10

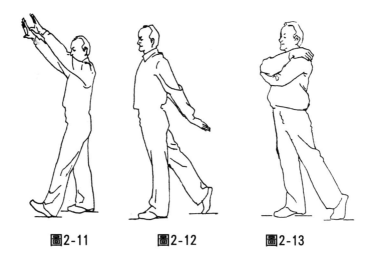

圖2-11　　　　圖2-12　　　　圖2-13

第四節　踢　腿

㈠右手握住樹木或其它可以把握的依托物，左手捎腰（拇指向前），左腿用力縱踢若干次（圖2-14）；換右式再縱踢若干次。

㈡承上式，左腿用力橫踢若干次（圖2-15）；換右式再橫踢若干次。

㈢散步按摩：⑴兩手搓熱，捂住雙眼，掌根橫向開合若干次（圖2-16）。⑵用指腹順逆旋揉太陽穴（眉梢與目外眥之間後約1寸凹陷中）各若干次（圖2-17）。⑶左手拇、中指端鉗夾睛明穴（目內眥角上方1分凹陷處）、食指點按印堂穴（兩眉連線中點），輕力揉按、揪夾若干次（圖2-18）；換右手再揉按、揪夾若干次。⑷順逆旋轉眼球、眨眼若干次。

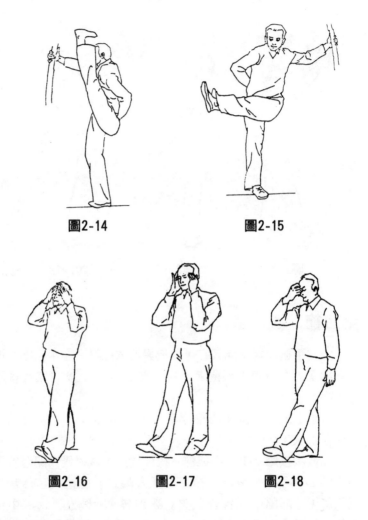

圖2-14　　　　　　　　　圖2-15

圖2-16　　　圖2-17　　　圖2-18

第五節　壓　腿

　　㈠弓步壓腿：大踏步，弓左腿、蹬右腿，左手按膝，右手按臀，左腿前屈，右腿伸直、足尖蹬地，挺胸抬頭，仰面觀天

，兩腿上下起伏蹲壓若干次（圖2-19）；再弓右腿、蹬左腿，如法重複上述動作；左右交替各重複若干次。

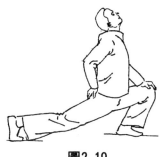

圖2-19

㈡撲步壓腿：大跨步，俯身雙手按膝，左腿弓屈，右腿蹬直，兩手用力向外撐膝壓腿，目視右足（圖2-20），鬆臂屈肘，左腿屈蹲，右腿下壓、足尖翹起，俯身撲步壓腿最大限度，並上下起伏蹲壓若干次，目視右足（圖2-21）；再弓右腿、蹬左腿，如法重複上述動作；左右交替各重複若干次。

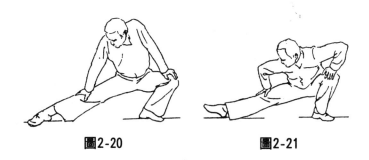

圖2-20　　　　　圖2-21

㈢散步按摩：⑴用掌根旋揉按摩兩腮上下牙齦各若干次（圖2-22），上下交替各重複若干遍。⑵用指端在頜面順逆

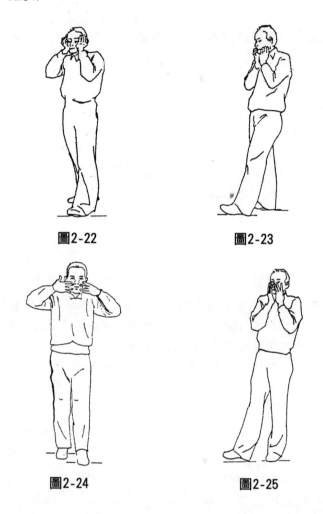

圖2-22　　　　　　　　　圖2-23

圖2-24　　　　　　　　　圖2-25

旋揉按摩牙齦，上下交替各重複若干遍（圖 2-23。兩手按摩
頻率可一步一揉，也可一步兩揉 ）。(3)用中指和無名指指腹，
由上下唇中央開始，橫向對搓、按摩牙齦，兩手邊搓邊向外移
動至左右兩腮，再回到唇中央重複上述動作，連續重複若干遍

（圖2-24）。⑷兩手搓面、中指搓揉鼻唇溝之迎香穴，帶動面部肌肉上下錯動、按摩牙齦（圖2-25）。⑸舌尖繞上下齒外側順逆轉動、按摩牙齦各若干次。⑹扣齒、鼓漱、吞津，並用意念將津液導至下丹田。

第六節 屈 伸

㈠併足站立，十指交叉，抱頭壓頸若干次（圖2-26）；左足前邁，重心前移，右足跟抬起，兩臂高舉，翻掌向上，雙手托天，仰視雙手，用力後仰，抻拉任脈若干次（圖2-27）；右足跟落地，重心後移，左足收回，恢復圖2-26抱頭壓頸若干次；然後右足前邁，如法重複上述動作，左右交替各重複若干次。

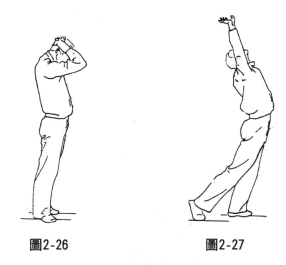

圖2-26　　　　　　圖2-27

㈡承上式由圖2-26，左足橫開，足尖落地，兩臂翻掌上舉，雙手托天，昂首挺胸，仰視雙手（圖2-28）；向左屈體

最大限度（不得俯身），兩臂向左用力抻拉右側少陽膽經若干次（圖2-29）；立身收回左足，恢復圖2-26，俯首，兩手拇指用力鉗夾風池穴（胸鎖乳突肌與斜方肌上端之間凹陷中），然後右足橫開，如法反向重複上述動作，左右交替各重複若干次。

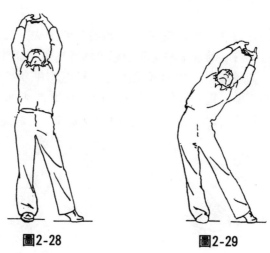

圖2-28　　　　　　　　圖2-29

第七節　俯　仰

承上式由圖2-26兩手自然下垂成併足站立，右手按住命門穴（第二腰椎棘突下），左手托天高舉，足跟抬起（圖2-30，此圖左手應為陽掌），左手向上抻，左足向下落，上下對拉，用力抻拔左側膽經（圖2-31）；右足跟落地，兩腿直立，俯身蜷體，脊椎節節拉開，左手握住右外踝，左面頰貼住右小腿外側（老年人可量力而行），用力抻拉督脈、膀胱經若干次，右手拍擊命門穴（圖2-32。可連擊若干次）；立身左臂高舉，向後屈體仰翻最大限度，足跟抬起（老年人免），仰視左手

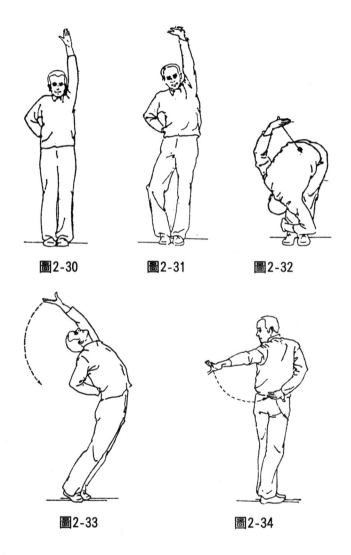

圖2-30　　　　圖2-31　　　　圖2-32

圖2-33　　　　　　圖2-34

（圖2-33），向左後轉體最大限度，左臂陰掌（手心向下）後
伸，左轉頸目視左手（圖2-34），身體回正，右手垂落，左手

按住命門穴；然後右臂上舉，如法反向重複上述動作；左右交替各重複若干次。

第八節　回　環

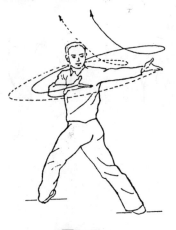

圖2-35

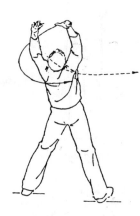

圖2-36

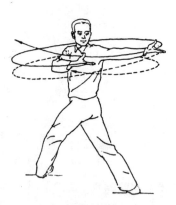

圖2-37

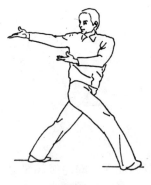

圖2-38

㈠大跨步站立，左後轉體最大限度，兩手陽掌（手心向上）左後平伸（圖2-35），向右後轉體最大限度，向上仰翻，兩臂上舉（圖2-36），向左後轉體最大限度（圖2-37），再向右後轉體甩臂最大限度，利用慣性，放鬆扭動腰椎（圖2-38）。以上為左式，左右交替各重複若干次。

㈡承上式由圖2-35，右後俯身轉體，左手握住右外踝，右手按住左小腿（按不住小腿按大腿。下同），俯視左足踵（圖2-39），向左後俯身轉體最大限度，兩手沿地面畫大圓至極限，向上仰翻，雙臂抱天（圖2-40），再向右俯身轉體最大限度，左手握住右外踝，右手按住左小腿，俯視左足踵（圖2-41），向左後轉體，兩手沿地畫大圓，右手握住左外踝，左手按住右小腿，俯視右足踵（圖2-42）。

以上為左式，左右交替各重複若干次。

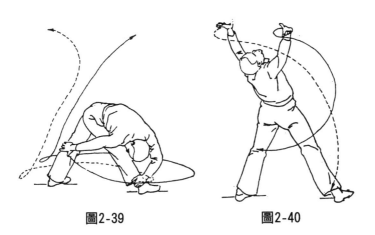

圖2-39　　　　　　　圖2-40

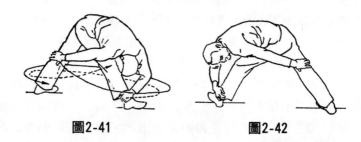

圖2-41　　　　　　圖2-42

㈢散步按摩：⑴兩手搓耳若干次。⑵兩手折壓耳輪，中指按住枕骨，食指壓住中指向下滑動，彈擊枕骨若干次（圖2-43）。⑶兩手捂耳，疾速撥開、向下甩擺若干次。⑷用拇指腹和食指橈側面，上下捻揉耳輪和降壓溝若干次（圖 2-44 ），最後輕輕抻拉耳垂。

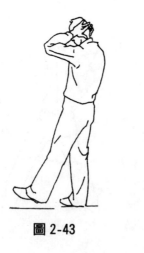

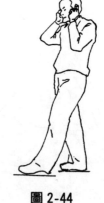

圖 2-43　　　　　　圖 2-44

第九節　拍　打

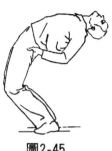

㈠前後擊打：跨步站立，兩手按臀，拇指向前，身向後仰最大限度（圖2-45），向前俯身屈體最大限度，按下列順序拍打全身：(1)由臀部沿督脈兩側向上捶擊膀胱經至最高點，再向下捶回臀部（圖2-46）。(2)由臀部向下捶擊兩

圖2-45

腿後側膀胱經至足踵，再從足腕向上掌擊兩腿前側，過腹股溝沿腹、胸擊至鎖骨。(3)沿鎖骨向裡擊到天突穴（胸骨上窩正中），引頸向上指擊到廉泉穴（喉結上方、舌骨上緣凹陷中），再向下擊回天突穴（圖2-47），用梅花指沿任脈向下敲擊到恥骨，再向上沿帶脈向後掌擊至命門穴。

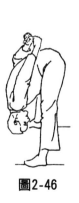

圖2-46

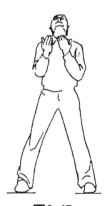

圖2-47

㈡左右側擊：承上式兩手按臀，重複圖2-45、圖2-46之動作，在完成捶擊(1)之後，從環跳穴（臀凹前上緣、股骨大轉

子與骶管裂孔連線上）向下捶擊兩腿外側至外踝，再用兩掌或兩拳由下而上、由上而下分別夾擊兩腿內外側（圖 2-48）；屈膝蹲襠，指擊或掌擊兩陰之間會陰穴（圖2-49）；起立，用掌根由環跳穴向上夾擊體側至淵腋（腋中線、腋下三寸），餘均同㈠。㈠、㈡交替各重複若干次。

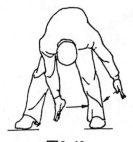

圖2-48

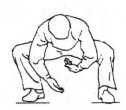

圖2-49

　　㈢散步拍打：⑴用右掌從左手背向上拍擊左臂外側至肩背、大椎穴（第七頸椎棘突下），沿頸左側向下經左腋拍擊左臂內側（圖2-50）至左手勞宮穴（手心橫紋中）；再換式如法拍擊右臂，左右交替各重複若干次。⑵屈指敲擊手背第一、二掌骨間之合谷穴若干次；左右交替各重複若干次。⑶屈指敲擊腕橫紋中上二寸之內關穴若於；左右交替各重複若干次。

　　練拍打功應儘量減少衣著，直接拍擊肌膚。冬季在室外練功，因衣著較多，可加力捶擊，以震撼深部組織。在遍擊全身的基礎

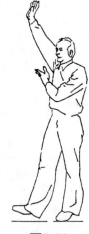

圖2-50

上，還可針對病情，重點拍擊有關部位，如預防感冒，應多拍擊頸部天突穴至廉泉穴；膝關節疼痛，應多拍擊髕韌帶兩側之膝眼穴；腰腿、坐骨神經痛，應多拍擊環跳、承扶（臀橫紋中央）、殷門（承扶下 6 寸）等。拍擊力度以皮膚略有痛感或自覺舒適為宜。

第十節　搓　揉

㈠跨步站立，俯身，兩手左右前後上下分別搓腿各若干次（圖 2-51）。

㈡承上式立身，兩手上下搓揉胸腹若干次。兩手向上時，肘尖盡量上揚，形如展翅飛翔（圖 2-52）；兩手向下時，要離體疾速向後甩擺（圖 2-53）。

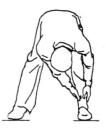

圖2-51

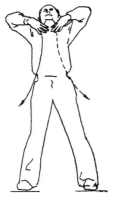

圖2-52

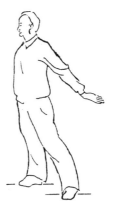

圖2-53

　　㈢原地跳躍，放鬆肩、臂，充分利用慣性，上下顛動肩胛，帶動手臂上下搓揉兩肋若干次（圖 2-54），搓揉腰、背若干次（圖 2-55），或前後左右反覆搓。

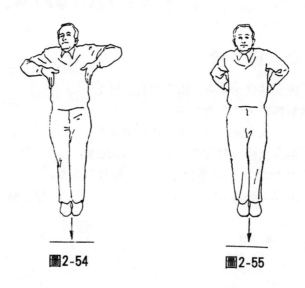

圖2-54　　　　　　　　　　圖2-55

　　㈣散步搓揉：⑴像齊步走甩臂那樣，兩手相互搓揉兩臂內外側各若干次（圖 2-56）。

　　⑵兩手捂面，十指如耙，由前向後用指端按摩頭面頸項若干次，每次拇指端由耳前聽宮、聽會沿耳根向後按摩到耳垂後方凹陷處時，點按翳風、安眠穴。

　　⑶兩手由腦後向前按摩頭面頸項若干次，每次都要仰面引頸按摩廉泉至天突穴（圖 2-57）。

　　練搓揉功亦應儘量減少衣著，使兩手盡可能觸及皮膚。搓揉力度以皮膚發熱或自覺舒適為宜。冬季在室外隔衣搓揉，要運用意念，引動體內真氣隨兩手上下升降。

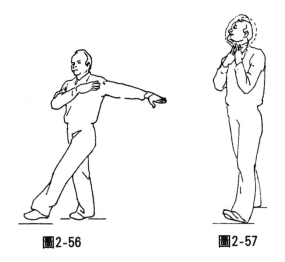

圖2-56　　　　　　　　圖2-57

第十一節　抻　拉

㈠左手握住、左足蹬住樹木或其他依托物，右手按住命門穴，左腿弓蹬，右腿屈蹲，右足跟抬起，身向後仰，用力抻拉左臂（圖2-58）；蹬左腿，屈右腿，俯身弓腰，向下墜拉左臂（俗稱「千斤墜」），右手用力拍擊命門穴（圖2-59）；如此連續抻拉若干次，換右式再如法抻拉若干次（此式重點鍛鍊握力）。

㈡左足翹架在高度適中的樹權上或其他依托物上，左手握住左足腕，右手按住命門穴，右後轉體最大限度（圖2-60）；回身俯臥於左腿上，左面頰貼住左腿內側，俯視右足踵，右掌用力拍擊命門穴（圖2-61）；立身後仰，抬頭觀天（圖2-62），右後轉體最大限度，目光由上向後下環視到右足踵，回身右掌拍擊命門穴（圖2-63）；右手握住左外踝，左手按住命門穴，左後轉體最大限度，左轉頸向左後平遠視（圖2-64）；

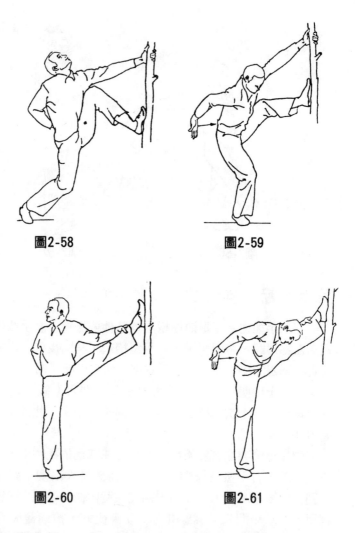

圖2-58　　　　　　　　　　圖2-59

圖2-60　　　　　　　　　　圖2-61

回身俯臥於左腿上，右面頰貼住左小腿外側，俯視右足踵，左
手用力拍擊命門穴（圖2-65）；立身後仰，抬頭觀天（圖2-
66），左後轉體最大限度，目光由上向後向下環視右足踵，回

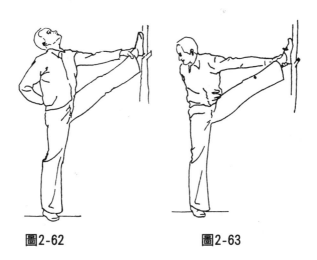

圖2-62　　　　　　　　　圖2-63

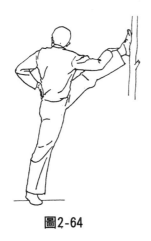
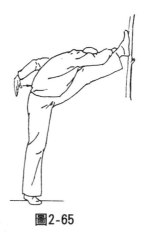

圖2-64　　　　　　　　　圖2-65

身左掌拍擊命門穴（圖2-67）。以上為一節，可重複若干節；
換右式再如法重複若干節。

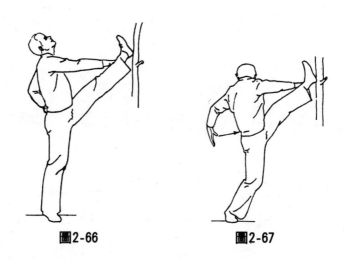

圖2-66　　　　　　　圖2-67

第十二節　抖　動

㈠併足站立（足距十公分左右），屈動雙膝，兩腿放鬆作
高頻率橫向抖動（圖2-68）。

㈡承上式足跟離地，屈動雙膝，兩腿放鬆作高頻率縱向抖
動（圖2-69。此式如要領掌握得法，能立刻感到兩腿發熱）。

㈢承上式，全身作「馬打滾」式的高頻率放鬆抖動，並加
意念將自身病氣全部抖掉（圖2-70）。

以上可重複進行。最後散步收功。

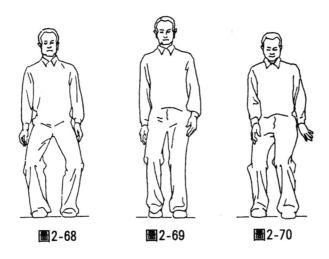

圖2-68　　　　圖2-69　　　　圖2-70

48 抗老功

第三章
抗老拳功功法特點
和練功要領

　　抗老拳功是以動為主、動中求靜的內外兼修功法，該功重點鍛鍊腰腿。按照中醫學說，腰為腎之府，練腰可固腎，腎氣足則精力旺；腿為身之柱，兩腿壯則身軀穩。

　　常練抗老拳功，有利於防治老年人常見的腎虛腰痛和頭重腳輕等上實下虛症狀。

　　抗老拳功要求意念、呼吸、動作與真氣運行同步，所謂同步，就是吸氣時意念體內真氣循中脈（人體中央和四肢骨髓）上行，同時形體升仰，上肢升展，胸廓擴張，腹部內收，以推動真氣上行；呼氣時意念體內真氣循中脈下行，同時形體俯降，上肢落合，胸廓回位，腹部隆起，以推動真氣下行；每次呼吸體內真氣升降的高度，同兩手運行的高度一致；兩手一高一低時，同目視的那隻手一致；兩手勞宮穴在意念統馭下，內連真氣，外接大氣，內引真氣循環運行，外導大氣進入機體，具有內引外導、上下疏通等特殊功能。

　　抗老拳功的全部動作，均按呼吸節律結構組合，升展動作為吸，降合動作為呼；每一呼吸轉換之際，要求意、氣、形三者都要有一短暫靜止，以示運動到位，但在外部形態上，又不能顯露出動作停頓，在意念導引上，則不能使真氣運行出現滯留，全部活動要氣勢連貫，綿綿不斷，前後銜接，一氣呵成。

　　抗老拳功動成複雜多變，意氣形協調較為困難，學練此功，需按下列步驟，循序漸進：

　　一、首先要認真學好動作，把每招每式的姿勢練正確，這是建立意、氣、形協調機制的起點和基礎。

　　二、在練好動作的基礎上，按照吸升呼降、吸開呼合原則，逐步使動作與呼吸配合一致。

　　三、隨著呼吸功能改善，呼吸頻率和動作速度，要相應放慢，以便把意、氣、形三者的細微運動變化過程，充分體現出來。

　　四、隨著功力長進，動作幅度要相應加大，而用力則相對減輕，使練功逐步做到「用意不用力」。

　　五、隨著上述協調機制的建立和完善，動作套路日臻嫺熟，虛實變換日益輕靈，氣感反應逐漸增強，意念活動日趨淡化，意、氣、形三者漸漸融化一體，練功就會自然而然地進入隨心所欲、出神入化的高深境界。

　　抗老拳功的上述五步功夫，其中第四步「既要動作大，又要用力輕」，是最關鍵也是最困難的一步，它要求既不能片面追求動作大而用力也越來越大，又不能片面追求用力輕而使動作愈練愈小。要把兩者統一起來，確有一定難度，需要花時間、下功夫突破它，也只有攻克這難關，才有可能真正學會抗老拳功，練起功來，才會身輕如飛，氣感非凡。

拳功輕盈十二段圖解

預備式　靜立踩氣

　　面南站立，兩足平行同肩寬；目視前方，全身放鬆順自然

；定神之後，盡收外氣於眼底；輕閉雙目，遂將真氣沈湧泉；運用意念，兩腳踩氣如乘雲；鬆動雙膝，晃晃悠悠似醉仙（圖3-1）。

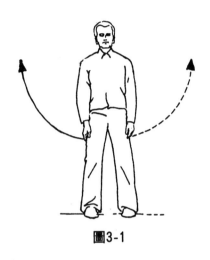

圖3-1

此式的關鍵是閉目放鬆，即閉目後從頭頂百會穴開始向下逐點放鬆。閉目可使視覺神經的平衡調節作用暫被關閉，人體主要靠前庭器官和自身感覺維持平衡，因此人體很容易產生晃動。此時要特別注意鬆動髖、膝、踝關節，使重心維持在膝關節既不前屈、又不後挺的連結點上，並不斷尋求兩足受力均衡點（即最輕點），這樣就有可能在晃動之中進一步誘發出輕飄飄如騰雲駕霧、蕩悠悠似水中漂浮等漂游感。出現漂游感，標誌著練功已進入輕盈態，人體在此種狀態下，意念不求靜而自靜，呼吸不求調而自調，形體不求動而自動。

至此，「靜立踩氣」作為拳功預備式，已告練成，即可轉入動功（如作為靜功站樁，則另當別論）。練功初期，因不會

放鬆而不能很快出現輕盈態者，也不必執意追求，只要感覺輕
鬆愉快，亦可轉入動功。

第一段　鶴左起飛

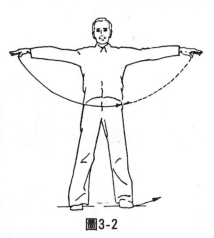

　　⑴承上式將足底所踩之
氣，用意念由中脈向上導引
至大椎（第七頸椎棘突下）
，分向兩肩沿兩臂向下至兩
手勞宮（手心），稍停，氣
達指端，兩手帶氣，兩臂緩
緩陰掌（手心向下，下同）
側平伸，兩眼遂徐徐睜開
（圖3-2）。⑵左轉體面向
東南，右腿屈膝坐實，左足

圖3-2

撤向東北、足跟落地，兩手向下丹田抱合聚氣，俯視雙手（圖
3-3）。⑶兩腿直立，兩臂陽掌（手心向上，下同）側平伸，

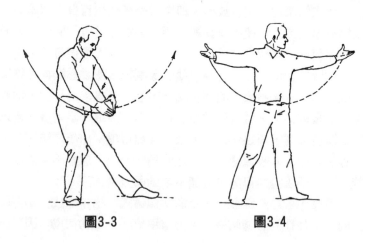

圖3-3　　　　　　　　　　圖3-4

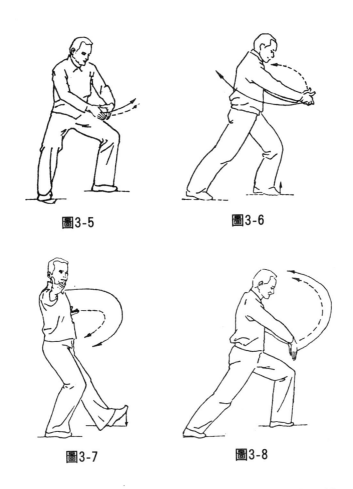

圖3-5　　　　　　　圖3-6

圖3-7　　　　　　　圖3-8

左轉頸目視左手（圖3-4）。（4）屈膝蹲襠，兩手向下丹田抱合聚氣，俯視雙手（圖3-5）。（5）重心左移，左轉體面東，右足尖裡扣，弓左腿，蹬右腿，兩手陽掌伸向腹前（圖3-6）；重心後移，右腿屈膝坐實，左腿伸直、足尖翹起，兩臂陽掌側平伸，右轉頸目視右手（圖3-7）。（6）弓左腿，蹬

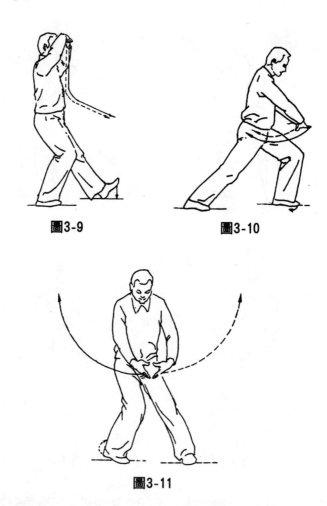

圖3-9　　　　　　圖3-10

圖3-11

右腿，兩手向下丹田抱氣前合，俯視雙手（圖3-8）。（7）
重心後移，右腿屈膝坐實，左腿伸直、足尖翹起，兩手向上丹
田捧氣，目視前方（圖3-9）。（8）弓左腿，蹬右腿，兩手
沿前身中線向下丹田降氣，俯視雙手（圖3-10）；重心右移

，右腿屈膝坐實，右轉體面南，左足尖裡扣，兩手向下丹田收氣，俯視雙手（圖3-11）。

第二段 鶴右起飛

（9）承上式重心左移，左腿直立，右足跟抬起，兩臂陰掌側平伸，目視南方（圖3-12）。（10）右轉體面向西南，左腿屈膝坐實，右腿撤向西北，足跟落地，兩手向下丹田抱氣前合，俯視雙手（圖3-13）。（11）兩腿直立，兩臂陽掌側平伸

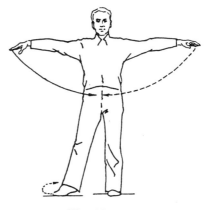

圖3-12

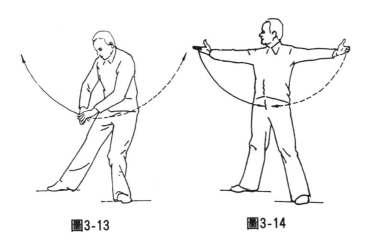

圖3-13　　　　　　圖3-14

，右轉頸目視右手（圖3-14）。（12）屈膝蹲襠，兩手向下丹田抱氣前合，俯視雙手（圖3-15）。（13）重心右移，右轉

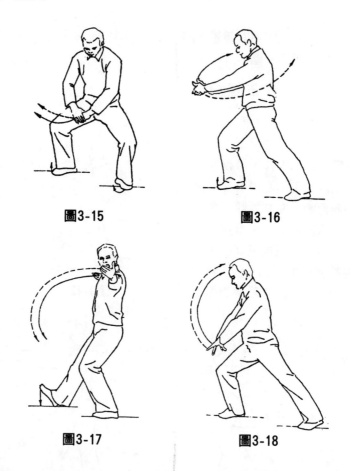

圖3-15   圖3-16

圖3-17   圖3-18

體面西，左腳尖裡扣，弓右腿，蹬左腿，兩手陽掌伸向腹前
（圖3-16）；重心後移，左腿屈膝坐實，右腿伸直、足尖翹起
，兩臂陽掌側平伸，左轉頸目視左手（圖3-17）。（14）弓右
腿，蹬左腿，兩手向下丹田抱氣前合，俯視雙手（圖3-18）。
（15）重心後移，左腿屈膝坐實，右腿伸直、足尖翹起，兩手
向上丹田捧氣，目視西方（圖3-19）。（16）弓右腿，蹬左

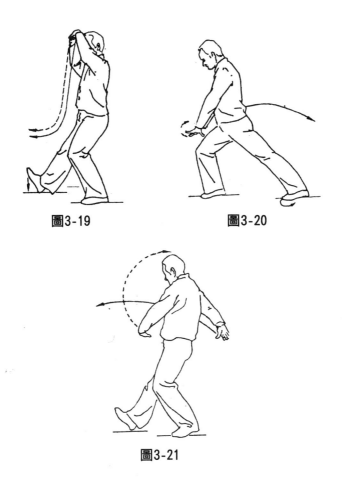

圖3-19　　　　　　　圖3-20

圖3-21

腿，兩手沿前身中線降氣於下丹田，俯視雙手（圖3-20）；
重心後移，左腿屈膝坐實，右腿伸直、足尖翹起，右後轉體面
向西北，左手向下丹田收氣，右手後照命門（第二腰椎棘突下）
，俯視左手（圖3-21）。

第三段　鶴左側飛

（17）承上式左轉體面南，左手向上丹田領氣，右手陰掌側展同臍高，仰視左手（圖3-22）。（18）右足尖裡扣，左足尖外拐，左轉體面東，弓左腿，蹬右腿，兩手向下丹田環繞抱氣，右手前對臍中，左手後照命門，俯視右手（圖3-23）。（19）右轉體面向東南，右手向上丹田領氣，左腿直立，右足併靠於左足內側，左手陰掌側展同臍高，仰視右手（圖3-24）。（20）右轉體面西，右腿屈膝坐實，左腿向東跨步，兩手向下丹田環繞抱氣，左手前對臍中，右手後照命門，俯視左手（圖3-25）。

（21）向右後扭動身軀，再轉體面南，重心中移，兩腿跨立，左手隨轉體向上丹田領氣，右手陰掌側展同臍高，仰視左手（圖3-26）。（22）左轉體面東，弓左腿，蹬右腿，兩手向下丹田環繞抱氣，右手前對臍中，左手後照命門，俯視右手（圖3-27）。（23）右轉體面向東南，右手向上丹田領氣，

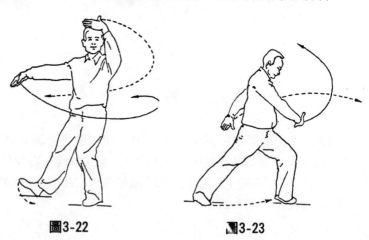

圖3-22　　　　　　　　圖3-23

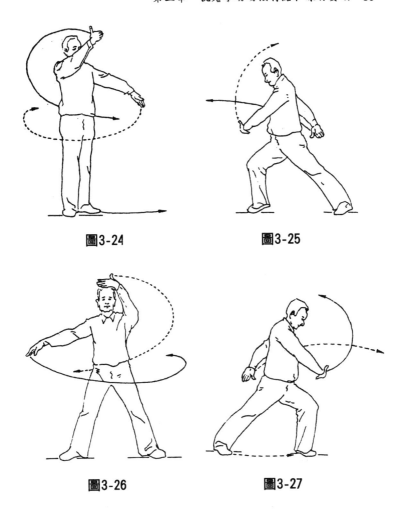

圖3-24   圖3-25

圖3-26   圖3-27

左腿直立，右足併靠於左足內側，左手陰掌側展同臍高，仰視
右手（圖3-28）。（24）右後轉體，右腿屈膝坐實，左腿向
東跨步，兩手向下丹田環繞抱氣，左手前對臍中，右手後照命
門，俯視左手（圖3-29）。

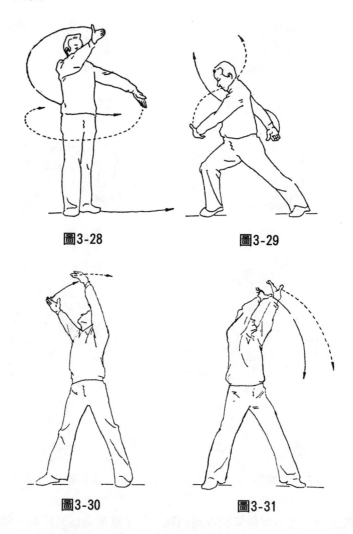

圖3-28

圖3-29

圖3-30

圖3-31

（25）身向右後仰翻，兩手捧氣上舉（圖3-30），再向左上仰翻，張臂抱氣，仰視左手（圖3-31）。（26）左轉體面東，屈膝蹲襠，兩臂向東立掌下落，左臂平伸，右臂屈肘橫

於胸前，左轉頸目視左手（圖3-32）；重心右移，右腿屈膝坐實，左腿伸直、足尖翹起，左後轉體，右手向臍中收氣，左手後照命門，俯視右手（圖3-33）。

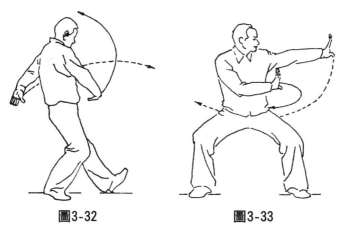

圖3-32　　　　　　　　圖3-33

第四段　鶴右側飛

（27）承上式右轉體面南，右手向上丹田領氣，左手陰掌側伸同臍高，仰視右手（圖3-34）。（28）左足尖裡扣，右足尖外拐，右轉體面西，弓右腿，蹬左腿，兩手向下丹田環繞抱氣，左手前對臍中，右手後照命門，俯視左手（圖3-35）。（29）左轉體面向西南，左手向上丹田領氣，右腿直立，左足併靠於右足內側，右手陰掌側展同臍高，仰視左手（圖3-36）。（30）左轉體面東，左腿屈膝坐實，右腿向西跨步，兩手向下丹田環繞抱氣，右手前對臍中，左手後照命門，俯視右手（圖3-37）。

（31）向左後扭動身軀，再右轉體面南，重心中移，兩腿跨立，右手隨轉體向上丹田領氣，左手陰掌側伸同臍高，仰視

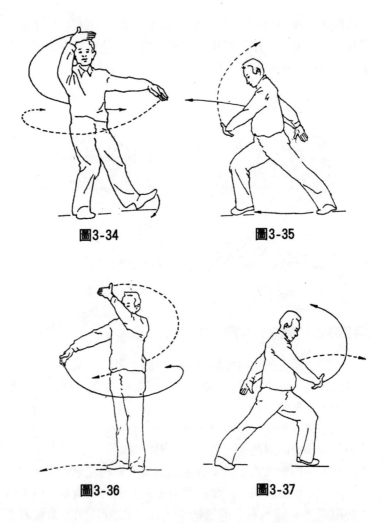

圖3-34

圖3-35

圖3-36

圖3-37

右手（圖3-38）。（32）右轉體面西，弓右腿，蹬左腿，兩
手向下丹田環繞抱氣，左手前對臍中，右手後照命門，俯視左
手（圖3-39）。（33）左轉體面向西南，左手向上丹田領氣

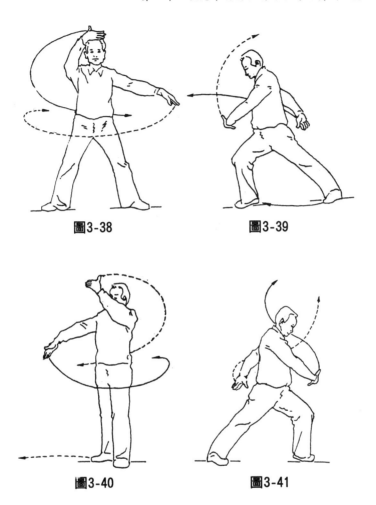

圖3-38

圖3-39

圖3-40

圖3-41

，右腿直立，左足併靠於右足內側，右手陰掌側伸同臍高，仰
視左手（圖3-40）。（34）左轉體面東，左腿屈膝坐實，右
腿向西跨步，兩手向下丹田環繞抱氣，右手前對臍中，左手後
照命門，俯視右手（圖3-41）。（35）身向左後仰翻，兩手

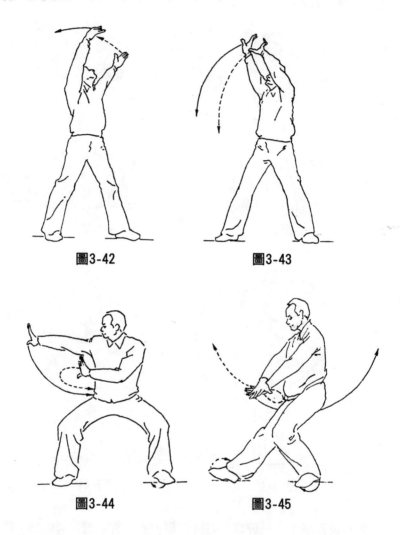

圖3-42　　　　　　　　　圖3-43

圖3-44　　　　　　　　　圖3-45

抱氣上舉（圖3-42），再向右上仰翻，張臂抱天，仰視右手
（圖3-43）。

（36）右轉體面西，屈膝蹲襠，兩臂向西立掌下落，右臂

平伸，左臂屈肘橫於胸前，右轉頸目視右手（圖3-44）；左足尖裡扣，右轉體面西，左腿屈膝坐實，右腿伸直、足尖翹起，兩手向下丹田收氣，陰掌（或陽掌）交叉於腹前，俯視雙手（圖3-45）。

第五段　鶴左低飛

（37）承上式右轉體面北，兩腿交叉，右腿弓屈，左腿蹬直，兩臂陽掌側平伸，右轉頸目視右手（圖3-46）；兩手向上捧氣貫頂，屈腕中指對接，勞宮向百會貫氣，兩腿交叉直立，左足尖蹬地，仰視上空（圖3-47）。（38）兩腿交叉屈蹲成歇步，兩手沿前身中線向下降氣於湧泉（足底去趾前1／3與後2／3中央交點），俯身手按右足面，俯視雙手（圖3-48）。（39）兩腿交叉起立，右腿弓屈，左腿伸直、足尖蹬地，兩臂陰掌側平伸，面北目視前方（圖3-49）；左腿撤向西南，足尖落地，兩臂陰掌向東北胸前抱合，左手靠近右臂內側，目

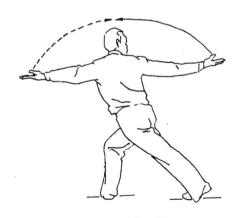

圖3-46

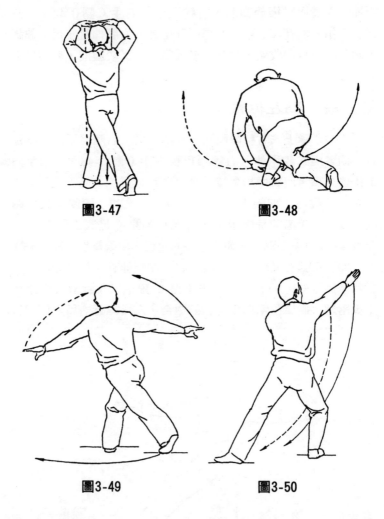

圖3-47　　　　圖3-48

圖3-49　　　　圖3-50

視右手（圖3-50）。（40）重心左移，左腿屈蹲，右腿伸直
，兩手降氣，俯身下式，左手落於襠前，右手落於右腿內側，
俯視右手（圖3-51）。

（41）左轉體向西起立，左腿獨立，右腿屈膝提起，足尖裡扣，兩手向前向上捧氣貫頂，屈腕中指對接，勞宮向百會貫氣，面西目視前方（圖3-52）。（42）兩手沿前身中線降氣於湧泉，俯身兩手垂於左足前，右腿隨降氣下落後伸，俯視雙手（圖3-53）。（43）兩手陽掌前平伸，右足陽掌（足心向上）後平伸，左腿獨立，身體平直，氣貫手足，目視雙手（圖

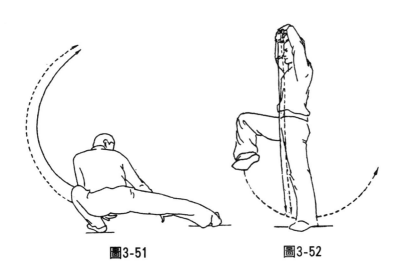

圖3-51　　　　　　　　圖3-52

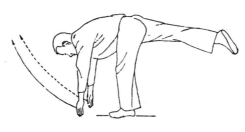

圖3-53

3-54。此係高難動作，不要求即刻做到；初練可兩臂陰掌側平展）。（44）左腿屈蹲，右腳後落、足尖著地，兩手前落，勞宮觸地（圖3-55）；重心後移，右腿屈蹲，左腿伸直，兩手沿地收氣於左足兩側，俯視右手（圖3-56）。（45）立身，右腿屈膝坐實，左腿伸直、足尖翹起，兩手沿身後提氣於夾脊（第七、八胸椎間，旁開五分），目視前方（圖3-57）。

　　（46）弓左腿，蹬右腿，兩手沿督脈降氣至尾閭，握拳左右側展，再向下丹田聚氣前合，拳面相對，拳眼向裡，俯視雙拳（圖3-58）。（47）重心後移，右腿屈膝坐實，左腿伸直、足尖翹起，兩拳向下丹田收氣於腹前（圖3-59）；左轉體

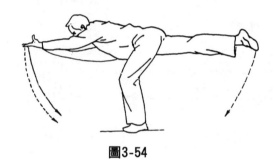

圖3-54

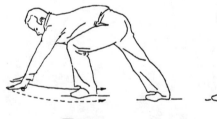
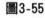

圖3-55

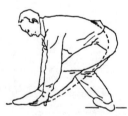

圖3-56

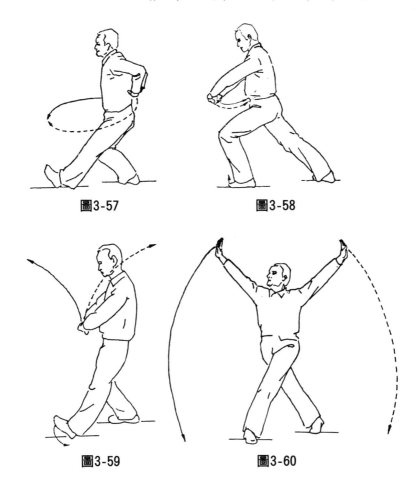

圖3-57   圖3-58

圖3-59   圖3-60

面向西南，左足尖落地於正南，兩腿交叉直立，右足尖蹬地，
兩拳沿任脈提氣至上丹田變掌，兩臂向上左右分開如展翅飛翔
，立身拔體，昂首挺胸，仰視右手（圖3-60）。（48）兩腿
交叉屈蹲，兩臂陰掌側落，俯身張臂如展翅低飛，兩手觸地，
目視右手（圖3-61）；兩手合掌聚氣於左足上，兩腿交叉起

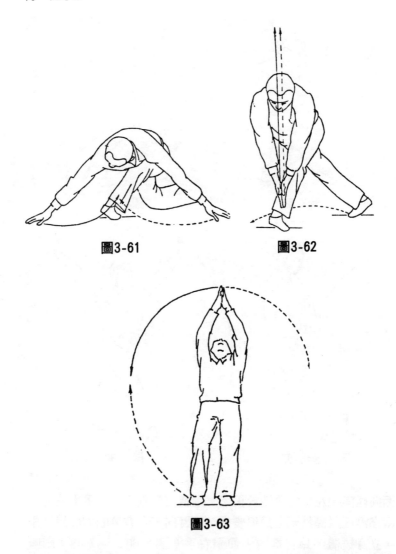

圖3-61   圖3-62

圖3-63

立，俯身目視雙手（圖3-62）。（49）起立，左腿直立，右
腿靠於左腿裡側、足尖點地，兩手沿前身中線合掌領氣上舉，

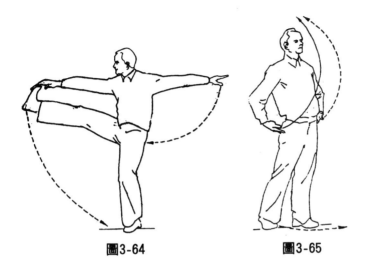

圖3-64　　　　　　　　圖3-65

立身拔體，仰視雙手（圖 3-63）。（50）左腿獨立，右腿向
西蹬起，兩臂側落，陰掌平伸，右手勞宮與右足湧泉觸合（圖
3-64），旋即右足落地於左足內側，重心移於右腿，左轉體向
東南，兩手側落，中指點按環跳穴（臀凹前上緣），重心左移
，左腿直立，右足跟抬起，目視前方（圖 3-65）。

　　（51）右足上步東南，兩手捧氣貫頂，目視東南上方（圖
3-66）。（52）右足尖外拐，右轉體面南，兩腿交叉屈蹲，兩
臂陰掌側落，俯身張臂如展翅低飛，兩手觸地，目視左手（圖
3-67）；兩手合掌聚氣於右足上，兩腿交叉起立，俯身目視雙
手（圖3-68）。（53）起立，右腿直立，左腿靠於右腿內側、
足尖落地，兩手沿前身中線合掌領氣上舉，立身拔體，仰視雙
手（圖3-69）。（54）右腿獨立，左腿向東蹬起，兩臂側落
，陰掌平伸，左手勞宮與左足湧泉觸合（圖3-70）；右腿屈
蹲，左足緩緩直落，兩手向下丹田攏氣前合，俯視雙手（圖3-

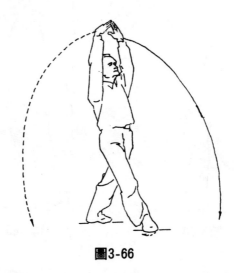

圖3-66

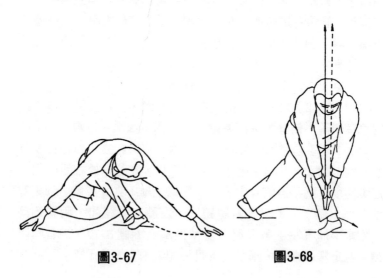

圖3-67　　　　　　　圖3-68

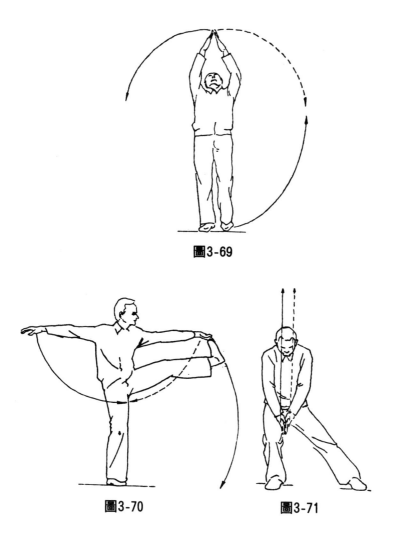

圖3-69

圖3-70　　　　　　　圖3-71

71）。（55）重心中移，兩腿跨立，兩手沿前身中線合掌領氣
上舉，立身拔體，仰視雙手（圖3-72）。

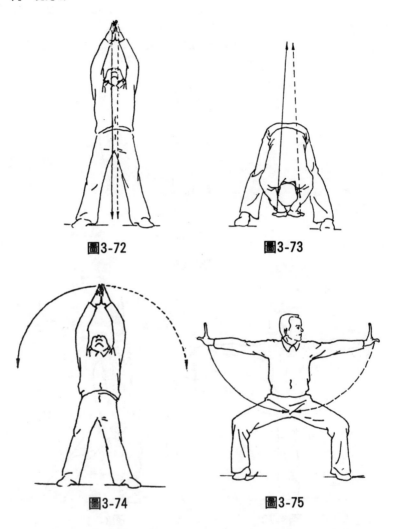

圖3-72　　　　　　　圖3-73

圖3-74　　　　　　　圖3-75

　　（56）俯身掏襠，兩手觸地後變陰掌，向後伸展採地氣，俯視雙手（圖3-73）。（57）起立，兩手合掌沿前身中線領氣上舉，立身拔體，仰視雙手（圖3-74）。

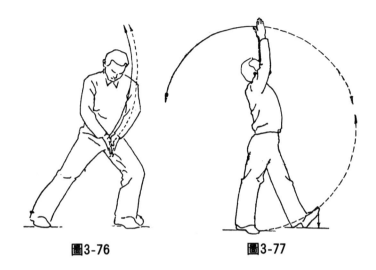

圖3-76　　　　　　　　　圖3-77

（58）屈膝蹲襠，兩臂側落，立掌平伸，左轉頸目視左手（圖3-75）；弓左腿，蹬右腿，右足尖裡扣，左轉體面向東南，兩手向下丹田攏氣前合，俯視雙手（圖3-76）。

（59）重心後移，右腿直立，左轉體面東，左足尖翹起，兩手沿前身中線合掌領氣上舉，仰視雙手（圖3-77）。

（60）重心前移，左腿獨立，右腿向東蹬起，兩臂陰掌側落平伸，左手勞宮與右足湧泉觸合，右後轉體，目視右手（圖3-78）；左腿屈膝坐實，右足落向東南，兩手向下丹田降氣，左手前對臍中，右手後照命門，右後轉頸，目視右手（圖3-79）。

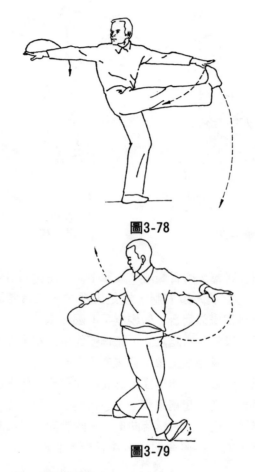

圖3-78

圖3-79

第六段　鶴左斜飛

（61）承上式右足尖裡扣，左後轉體面向西北，右腿弓屈，左腿伸直、足尖翹起，左手向下丹田貫氣後立掌伸向西北高於頭，右手向中丹田環繞抱氣，掌貼左乳，目視左手（圖3-

80）。（62）弓左腿，蹬右腿，左手屈腕垂指，五指捏攏成勾拳，目視左手（圖3-81）；左腿屈蹲，右轉體俯身下式，右手沿前身降氣於右足湧泉，目視右手（圖3-82）。（63）起身面東，弓右腿，蹬左腿，兩臂陰掌側平伸，目視東方（圖3-83）；左足上步東北、足跟落地，兩臂陰掌向中丹田抱氣交叉於胸前，右手在上、斜搭左肩，左手在下、斜靠右腹，仰視東北上方（圖3-84）。（64）弓左腿，蹬右腿，右手由上而下伸向西南低於臍，左手由下而上伸向東北高於頭，兩臂側展如斜飛，右轉頸俯視右手（圖3-85）。

（65）右足尖裡扣，左轉體面向東北，右腿逐漸屈膝坐實，左腿伸直、足尖翹起，右手由下而上向東北旋伸高於頭，左手由上而下向西南旋伸低於胯，兩臂旋轉如展翅翱翔，目隨右手，定勢後注視右手遠方（圖3-86）。

（66）左足尖外拐，弓左腿，蹬右腿，向左後俯身轉體最大限度，兩臂向下丹田抱氣、陽掌交叉於腹，左手在裡，右手在外，右手中指遙對右足踵，右足外緣蹬地，目隨右手，定勢

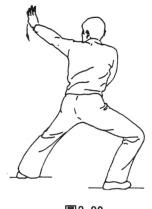
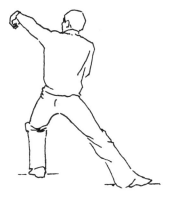

圖3-80　　　　　　　圖3-81

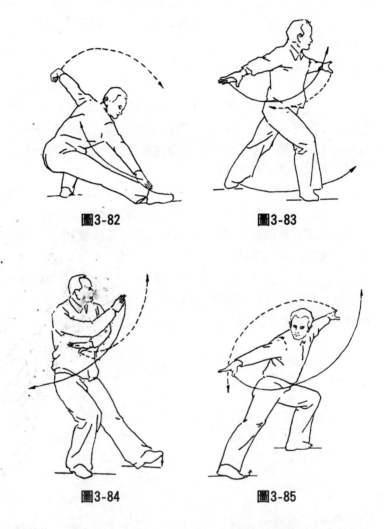

圖3-82　　　　　　　圖3-83

圖3-84　　　　　　　圖3-85

時俯視右足踵（圖3-87）。（67）右轉體回身起立，面向東
北，兩手交叉提氣上舉，左腿直立，右足靠於左足內側、足尖

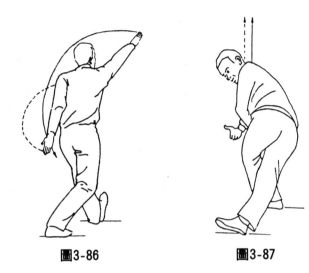

圖3-86　　　　　　圖3-87

點地，目視東北（圖3-88）。（68）右轉體面向東南，左腿獨立，右腿向東南蹬起，兩臂側落，陰掌平伸，右手勞宮與右足湧泉觸合，目視右手（圖3-89）；右足落於左足內側、足尖點地，兩手側落，中指點按環跳穴，左轉體面向東北，目視前方（圖3-90）。（69）兩手陽掌向胸前捧氣，左腿弓屈，右腿向西南撤步、足尖點地，目視左手（圖3-91）。

　　（70）兩手坐腕內旋聚氣、變陰掌後下落降氣於下丹田，右腿屈膝坐實，左腿伸直、足尖翹起，右轉體面向東南，俯視左手（圖3-92）。

　　（71）左足尖裡扣，右轉體面北，左腿獨立，右腿向左（南）踢起、足尖裡扣，兩臂向右（北）伸展，左臂屈肘立掌於右腋前，右臂向右後立掌平伸，右轉體目視右手（圖3-93）。（72）右腿右擺，兩臂左甩，手足相擊（圖3-94），右足

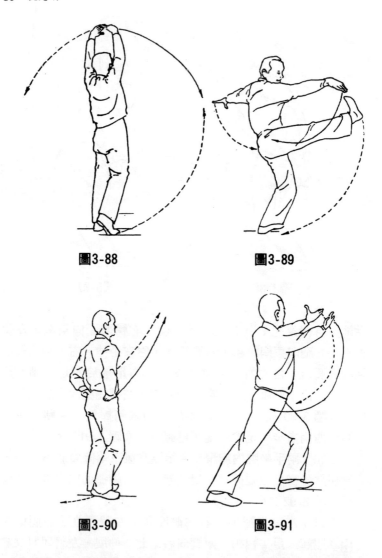

圖3-88 圖3-89

圖3-90 圖3-91

落向西北，兩手甩向東南，左臂立掌平伸，右臂屈肘立掌於左
腋前，左腿屈膝坐實，左轉體面向東南，左轉頸目視左手（圖

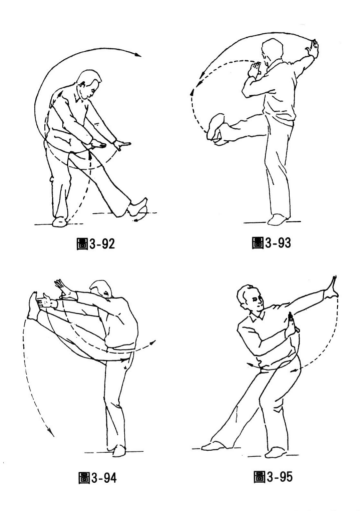

圖3-92

圖3-93

圖3-94

圖3-95

3-95）；弓右腿，蹬左腿，兩手降氣下丹田，右轉體面南，俯
視左手（圖3-96）。（73）右腿屈膝坐實，向右後轉體，兩
手隨轉體繞向東北，左腳向西南上步，右轉頸俯視右手（圖3-
97）；身向右後仰翻，兩臂上舉，回身轉體面向西南，兩手交

叉、右手在下，仰視右手（圖3-98）。（74）弓左腿，蹬右
腿，向前俯身，兩手向西南遠落觸地，俯視右手（圖3-99）
。

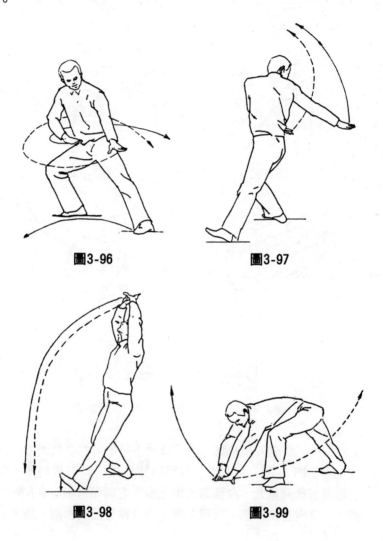

圖3-96　　　　　　　圖3-97

圖3-98　　　　　　　圖3-99

第七段 鶴右低飛

（75）承上式立身，重心後移，左足尖外拐，左轉體面南，兩腿交叉，兩臂陰掌左右側展，指腕鬆垂，左轉頸目視左手（圖3-100）；兩臂轉陽掌捧氣貫頂，屈肘圓臂，中指對接，

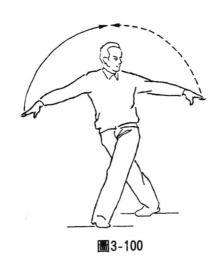

圖3-100

勞宮向百會貫氣，右足尖蹬地，仰視天空（圖3-101）。（76）兩腿交叉屈蹲，兩手沿前身中線降氣於湧泉，俯身手按左足面，指尖相對，俯視雙手（圖3-102）。

（77）起立，兩腿交叉，右足尖蹬地，兩臂陰掌側平伸，面南目視前方（圖3-103）；左腿屈膝坐實，右足撤向西北、足尖落地，左轉體面向東南，兩臂陰掌向胸前抱氣，右手靠近左臂內側，目視左手（圖3-104）。（78）重心後移，右腿屈蹲，俯身下式，兩手向下降氣，右手落於襠前，左手落於左腿內側，俯視左手（圖3-105）。（79）右轉體起立面西，右腿

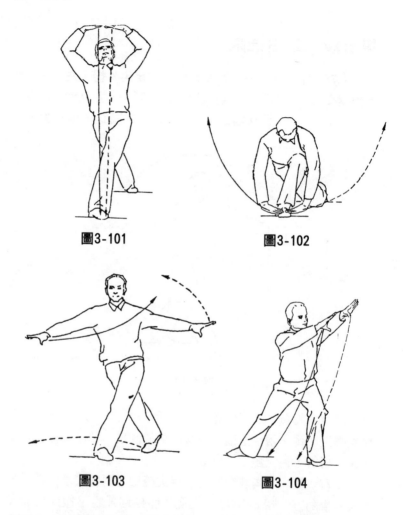

圖3-101

圖3-102

圖3-103

圖3-104

　　獨立，左腿屈膝提起、足尖裡扣，兩手向前向上捧氣貫頂，屈
腕中指對接，勞宮向百會貫氣，目視前方（圖3-106）。（80）
兩手沿前身中線降氣於湧泉（也可兩手側展下落於湧泉）左足
隨俯身降氣緩緩下落後伸，俯視雙手（圖3-107）。

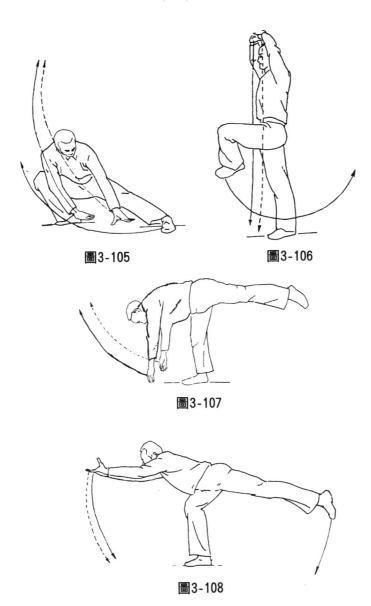

圖3-105　　　　　　　圖3-106

圖3-107

圖3-108

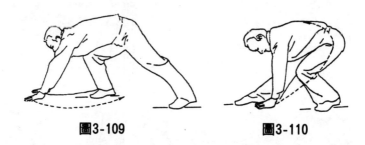

圖3-109　　　　　　　圖3-110

　　（81）右腿獨立，身向前俯，左腿向後平伸，兩臂陽掌前平伸，身體平直，氣貫手足，目視雙手（圖3-108）。（82）右腿弓屈，手足落地（圖3-109），重心後移，左腿屈膝，右腿伸直，兩手沿地面收氣於右足兩側，俯視左手（圖3-110）。（83）立身左腿屈膝坐實，右腿伸直、足尖翹起，兩手沿身後提氣於夾脊，目視前方（圖3-111）。（84）弓右腿，蹬左腿，兩手沿督脈降氣於尾呂後握拳，兩臂左右側展向下丹田攬氣前合，拳面相對，拳眼向內，俯視雙拳（圖3-112）。（85）重心後移，左腿屈膝坐實，右腿伸直、足尖翹起，兩掌向下丹

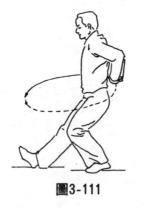

圖3-111

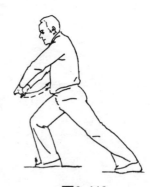

圖3-112

田收氣於腹前（圖3-113）；右轉體面向西北，右足尖落地於
正北，兩腿交叉直立，兩臂上舉，左右分張如展翅飛翔，昂首
挺胸，立身拔體，左轉頸目視左手（圖3-114）。

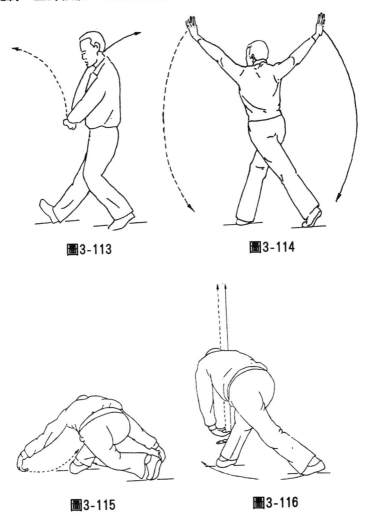

圖3-113　　　　　　　　圖3-114

圖3-115　　　　　　　　圖3-116

　　（86）兩腿交叉屈蹲，兩臂陰掌側展下落，俯身張臂如展翅低飛，兩手在接近地面前屈腕垂指抄地氣，中指端觸地，左轉頸俯視左手（圖3-115）；兩腿交叉起立，兩手沿地面合氣於右足上，兩手陽掌重疊，左手在上，俯視左手（圖3-116）。（87）立身，右腿直立，左腿靠於右腿內側、足尖點地，兩手交叉沿前身中線領氣上舉，翻掌向上，仰視左手（圖3-117）。（88）右腿獨立，左腿向西蹬起，兩臂側落，陰掌平伸，左手勞宮與左足湧泉觸合（圖3-118），旋即左足落於右足內側，重心移於左腿，右轉體面向東北，兩手落於胯旁，中指點按環跳，重心移於右腿，左足跟抬起，目視前方（圖3-119）。（89）左足向東北上步，足跟落地，兩手向前向上交叉捧氣貫頂，兩臂上舉，右手在下，勞宮向上丹田貫氣，仰視右手（圖3-120）。（90）左足尖外拐，左轉體面北，兩腿交叉屈蹲，兩臂陰掌側展下落，俯身張臂如展翅低飛，兩手觸地前屈腕垂

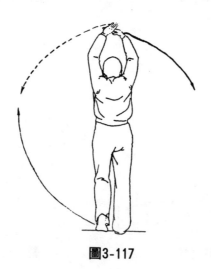

圖3-117

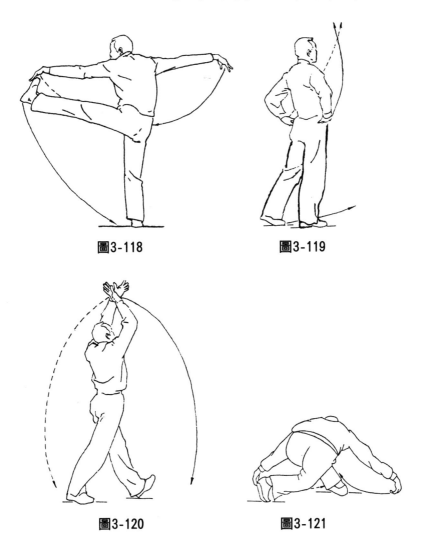

圖3-118　　　　　　　　圖3-119

圖3-120　　　　　　　　圖3-121

　指抄地氣，右轉項目視右手（圖3-121）；兩腿交叉起立，兩
手沿地面合氣於左足上，雙手陽掌重疊，右手在上，俯視右手

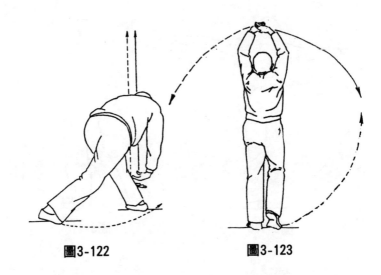

圖3-122　　　　　　　圖3-123

（圖 3-122）。

（91）立身，左腿直立，右足靠於左足內側、足尖點地，兩手交叉沿前身中線領氣上舉，翻當向上，仰視右手（圖 3-123）。（92）左腿獨立，右腿向東蹬起，兩臂側落，陰掌平伸，右手勞宮與右足湧泉觸合（圖 3-124）；左腿屈膝坐實，右足緩緩直落，兩手向下丹田合攏聚氣，陽掌重疊於腹底，右手在上，俯視右手（圖 3-125）。（93）立身，兩腿跨立，兩手交叉沿前身中線領氣上舉，翻掌向上，仰視右手（圖 3-126）。（94）俯身屈體，兩臂側展前合，抱氣掏襠，兩手陽掌重疊，沿地後伸，左手在上，俯視左手（圖 3-127）。（95）起立，兩手交叉上舉，翻掌向上，仰視右手（圖 3-128）。

（96）屈膝蹲襠，兩臂側展，屈腕垂指，五指捏攏成勾拳，兩手略高於肩，右轉頸目視右手（圖 3-129）；弓右腿，蹬左腿，左足尖裡扣，右轉體面向東北，兩手向下丹田聚氣合攏

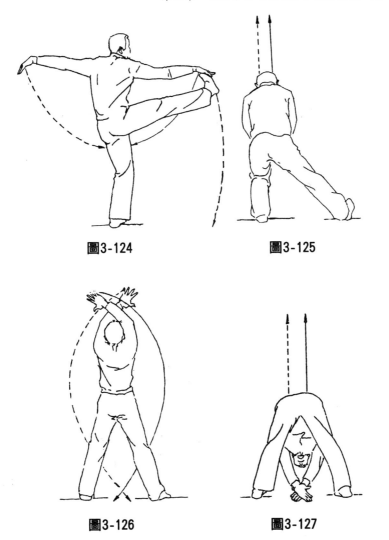

圖3-124

圖3-125

圖3-126

圖3-127

，陽掌重疊於腹前，左手在上，俯視左手（圖3-130）。（97）

重心後移，右轉體面東，左腿直立，右足尖翹起，兩手交叉上

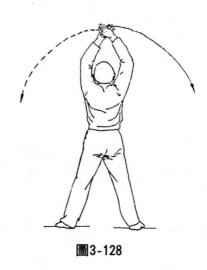

圖3-128

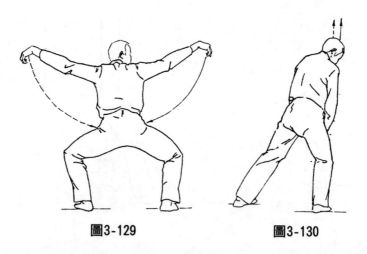

圖3-129   圖3-130

舉，翻掌向上，仰視左手（圖3-131）。（98）右腿獨立，左
腿向東蹬起，左後轉體最大限度，兩臂陰掌側落平伸，鬆腕垂

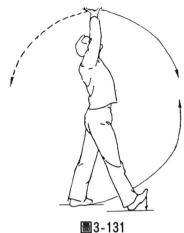

圖3-131

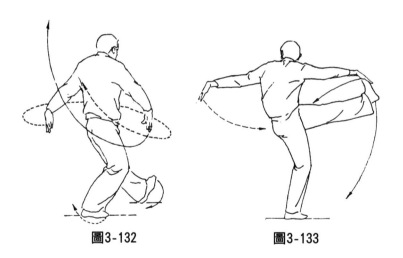

圖3-132 圖3-133

指,右手勞宮與左足湧泉觸合,左轉頸目視左手(圖3-132)
;右腿屈膝坐實,左足落向東北、足跟觸地,右手落於腹前、
掌對臍中,左手落於腰後、掌對命門,面向東北,俯視右手

（圖3-133。也可左後轉頸回頭看左手）。

第八段　鶴右斜飛

（99）承上式左足尖裡扣，右後轉體面向西南，左腿屈膝坐實，右腿伸直、足尖翹起，右手向下丹田貫氣後立掌伸向西南高於頭，左手向中丹田環繞抱氣、掌貼右乳，目視右手（圖3-134）。（100）弓右腿，蹬左腿，右手屈腕垂指，五指捏攏成勾拳，目視右手（圖3-135）；右腿屈蹲，左轉體府身下式，左手沿體向下降氣於左足湧泉，面向東北，俯視左手（圖3-136）。

（101）起身面東，弓左腿，蹬右腿，兩臂陰掌側平伸，目視東方（圖3-137）；左腿屈膝坐實，右足上步東南、足跟落地，兩臂向中丹田抱氣交叉於胸前，左手在上、斜搭右肩，右手在下、斜靠左腹，右轉頸仰視東南（圖3-138）。（102）弓右腿，蹬左腿，左手由上而下伸向西北平於胯，右手由下而

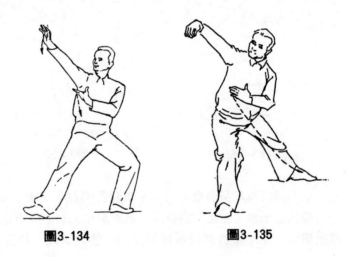

圖3-134　　　　　圖3-135

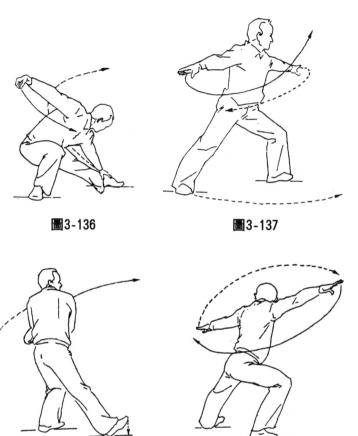

圖3-136　　　　　　　　圖3-137

圖3-138　　　　　　　　圖3-139

上伸向東南平於肩，兩臂陰掌側展如斜飛，左轉頸俯視左手
（圖3-139）。（103）左足尖裡扣，重心隨右轉體逐漸坐回
左腿，左手由下而上向東南旋伸高於頭，右手由上而下向西北
旋伸低於胯，兩臂旋轉如展翅翱翔，左腿屈膝坐實，右腿伸直
、足尖翹起，目隨左手，面向東南，定勢後注視左手遠方（圖

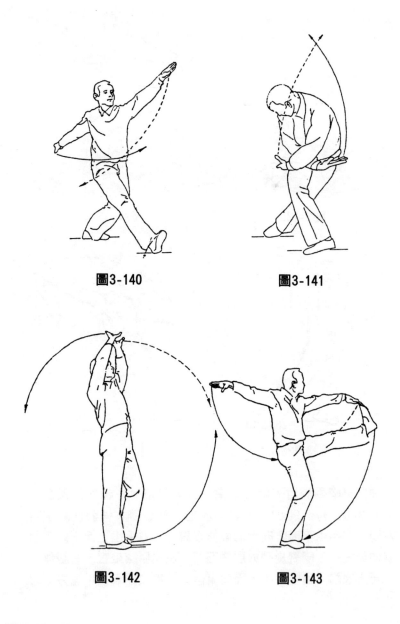

圖3-140　　　　　　　　圖3-141

圖3-142　　　　　　　　圖3-143

3-140）。（104）右足尖外拐，向右後轉體最大限度，兩腿交叉，右腿弓屈，左腿伸直，左足外緣蹬地，兩臂向下丹田收氣，陽掌交叉於腹，右手在裡，左手在外，左手中指遙對左足踵，目隨左手，定勢時俯視左足踵（圖3-141）。（105）左轉體回身起立，面向東南，兩臂交叉上舉，兩手翻掌向上，十字交叉，左手在下，右腿直立，左足靠於右足內側、足尖點地，目視東南（圖3-142）。

（106）左轉體面向東北，右腿獨立，左腿向東北蹬起，兩臂側落陰掌平伸，左手勞宮與左足湧泉觸合（圖4-143），左足落於右足內側、足尖點地，兩手垂落於胯，中指點按環跳穴，右轉體面向東南，目視前方（圖3-144）。（107）右腿弓屈，左足後撤、足尖落地，兩手向胸前捧氣，陽掌伸向東南，目視右手（圖3-145）。（108）重心後移，左腿屈膝坐實，右腿伸直、足尖翹起，兩手坐腕內旋聚氣成陰掌後，降氣於下丹田，略向左轉體，俯視右手（圖3-146）。（109）右足

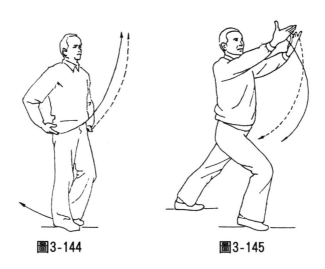

圖3-144　　　　　　　圖3-145

尖裡扣，左後轉體，右腿獨立，左腿向右（北）踢起，足心裡
扣，兩臂向左（南）伸展，左臂立掌平伸，右臂屈肘立掌於左
腋前，左轉頸目視左手（圖 3-147）。（110）左腿左擺，兩

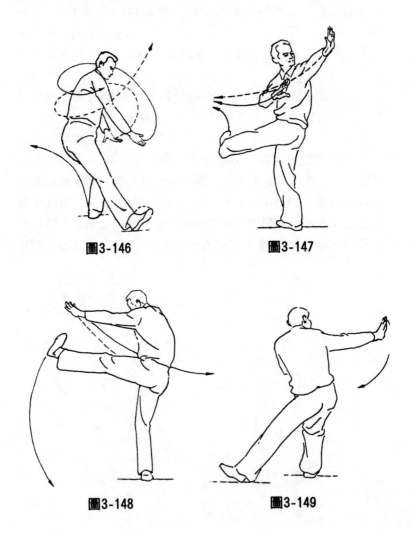

圖 3-146

圖 3-147

圖 3-148

圖 3-149

臂右甩，手足相擊（圖3-148），左足落向西南，兩手甩向東北，右臂立掌平伸，左臂屈肘立掌於右腋前，右腿屈膝坐實，右轉頸目視右手（圖3-149），弓左腿，蹬右腿，兩手向下丹田降氣，俯視右手（圖3-150）。

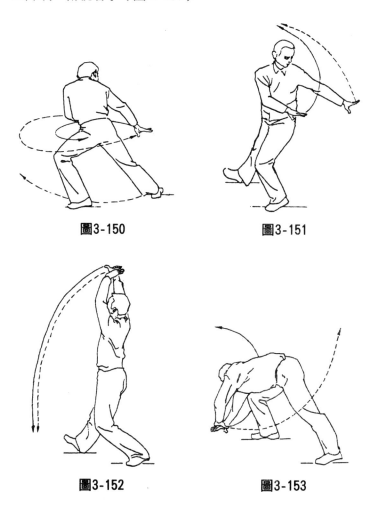

圖3-150

圖3-151

圖3-152

圖3-153

（111）左腿屈膝坐實，向左後轉體，兩臂隨轉體繞向東南，右足趁勢向西北上步，足跟落地，左轉頸俯視左手（圖3-151）；兩臂向左後仰翻上舉，回身轉體面向西北，兩手交叉，左手在下，仰視左手（圖3-152）。（112）弓右腿，蹬左腿，向前俯身，兩手向西北遠處降氣下落，右手觸地，俯視左手（圖3-153）。

第九段　鶴左旋飛

（113）承上式立身，重心左移，左轉體面向西南，左腿屈膝坐實，右腿伸直、足尖翹起，兩臂陰掌側展，手略高於胯（圖3-154）；右足尖裡扣，重心右移，右腿屈膝坐實，左轉體面東，左足向東北上步，足跟落地，兩臂向中丹田抱氣，胸前交叉，右臂陰掌斜搭左肩，左臂陽掌斜垂右腹，左轉頸仰視東北上方（圖3-155）。（114）弓左腿，蹬右腿，兩臂扇形展開，

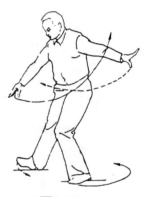

圖3-154

右手由上而下陰掌伸向西南同臍高，左手由下而上陽掌伸向東北同肩高，兩手勞宮相搓而過，目隨右手，身向左靠（圖3-156）。（115）重心右移，右轉體面南，左足尖裡扣，弓右腿，蹬左腿，兩臂陽掌後掠，目視前方（圖3-157）；兩手由尾呂沿督脈向上提氣至夾脊，經腋下掏出廢氣，五指捏攏，兩肘上揚如展翅高飛，引體向上，昂首挺胸，仰面觀天，左足跟抬起（圖3-158）。

（116）向前俯身，弓右腿，蹬左腿，兩手將廢氣甩出，

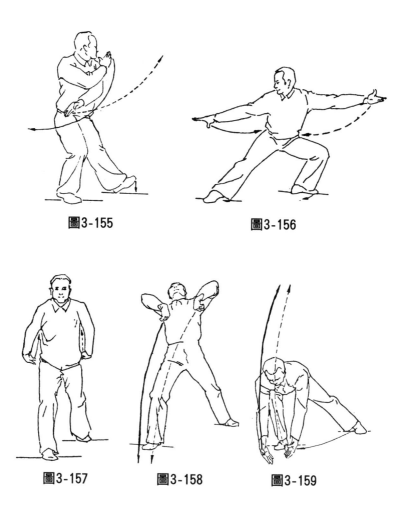

圖3-155　　　　　　　圖3-156

圖3-157　　　圖3-158　　　圖3-159

舒腕展指，陽掌觸地，俯視雙手（圖3-159）。（117）起立
，左足向前與右足站平，兩足間隔15公分左右，兩手自然鬆
垂後再陽掌向前向上捧氣貫頂，翻掌向下，屈腕中指對接，勞
宮向百會貫氣，目視前方（圖3-160）。（118）兩手沿前身

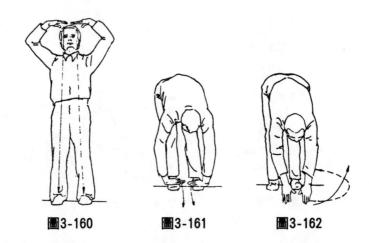

圖3-160　　　　圖3-161　　　　圖3-162

中線降氣於湧泉，俯身手按足面，指尖相對，俯視雙手（圖3-161）。（119）兩手沿地前伸，中指點地，俯視雙手（圖3-162）。（120）左右轉體最大限度，左手外旋、中指沿地面向左後划圓聚氣（其軌跡愈大愈好，下同），右手相應左轉、俯視左手（圖3-163）。

　　（121）身向左後仰翻起立，回身轉體，面向正南，兩手捧氣高舉，掌心相對，仰視天空（圖3-164）。（122）屈腕中指對接，勞宮向百會貫氣，屈膝中指點按百會，目視前方（圖3-165）。（123）兩腿直立，翻掌向上，雙手托天，向上引體，足跟翹起後再下落，同時兩臂上抻，上下對拉，氣貫手足，目視前方（圖3-166）。（124）俯身蜷體，兩手前遠觸地，俯視雙手（圖3-167）。（125）立身，右足尖裡扣，左轉體面東，兩手側展向上捧氣貫頂，屈腕中指對接，勞宮向百會貫氣，右腿屈膝坐實，左腿前伸，足跟落地，目視前方（圖3-168）。

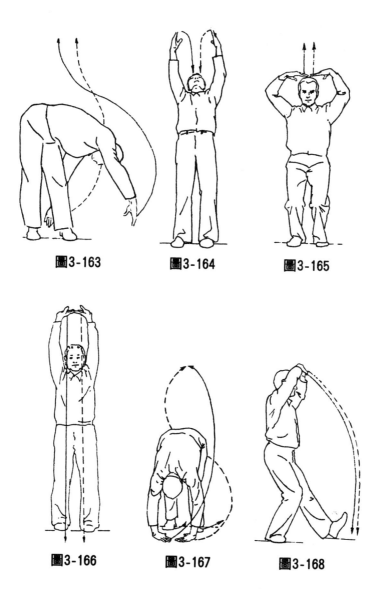

圖3-163　　　　圖3-164　　　　圖3-165

圖3-166　　　　圖3-167　　　　圖3-168

　　（126）右腿屈蹲，左腿伸直，俯身降低，兩手落於左足前，勞宮觸地，俯視雙手（圖 3-169）。（127）起立，左足尖裡扣，重心移於左腿，右後轉體最大限度，左腿直立，右足

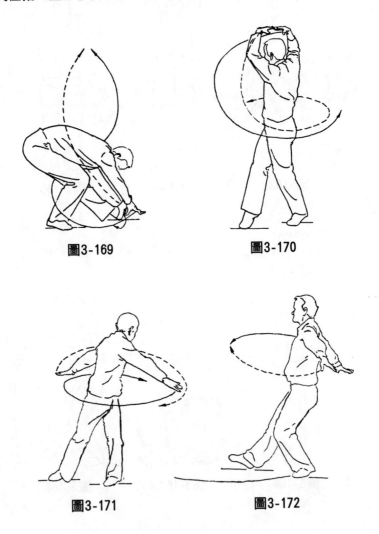

圖3-169　　　　　　　　圖3-170

圖3-171　　　　　　　　圖3-172

跟抬起，兩手側展向上捧氣貫氣，屈腕中指對接，勞宮向百會貫氣，目視右後遠方（圖3-170）。（128）左後轉體最大限度，左腿屈蹲，右腿弓屈、足尖點地，兩臂向左後旋落降氣於下丹田，右手前對臍中，左手後照命門，左轉頸俯視左手（圖3-171）。（129）右轉體面西，兩臂自然甩擺後掠，左腿屈膝坐實，右腿前伸，足跟落地（圖3-172）；右足尖外落，右腿屈膝坐實，左腿向西上步，足跟落地，兩手向中丹田抱氣前合，兩臂撐圓，中指對接，勞宮向膻中貫氣，目視前方（圖3-173）。（130）弓左腿，蹬右腿，兩手向下丹田降氣，陰掌伸向腹前，俯視雙手（圖3-174）。

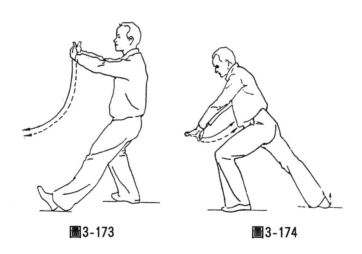

圖3-173　　　　　　　　圖3-174

第十段　鶴左高飛

（131）承上式左腿直立，右足跟抬起，兩手向下丹田收氣，指扣腹底，目視前（西）方（圖3-175），左腿獨立，右

腿向西蹬起，兩臂側舉如展翅高飛
，左手向西，右手向東，坐腕立掌
，手心向外，兩臂夾角 90 度左右
，向右後轉體最大限度，右轉頸仰
視右手（圖 3-176）。（132）右
足前落，弓右腿，蹬左腿，兩手向
下丹田合氣，陽掌中指對接，俯視
雙手（圖 3-177）；重心左移，左
腿屈膝坐實，左轉體面南，右足尖
裡扣，兩手向下丹田送氣，指扣腹
底，目視前方（圖 3-178）。

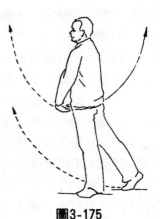

圖3-175

　　（133）左腿直立，右足跟抬起，兩臂陽掌側平伸，左轉
頸目視左手（圖 3-179）。（134）左腿屈膝，右足向東北撤
步，弓左腿，蹬右腿，兩手向下丹田合氣，陽掌中指對接，俯
視雙手（圖 3-180）；右足跟裡扣，重心右移，右腿屈膝坐實

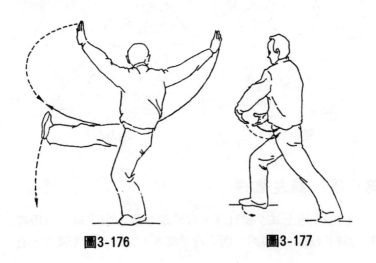

圖3-176　　　　　　　圖3-177

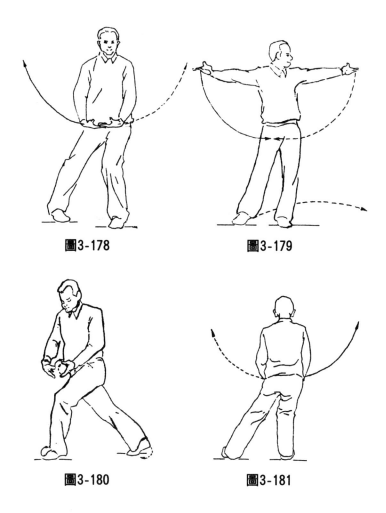

圖3-178　　　　　　　　　圖3-179

圖3-180　　　　　　　　　圖3-181

，右轉體面北，左足尖裡扣，兩手向下丹田送氣，指扣腹底，
目視前方（圖 3-181）。（135）右腿直立，左足跟抬起，兩
臂陽掌側平伸，右轉頸目視右手（圖 3-182）。

　（136）右腿屈膝，左足向東南後撤，弓右腿，蹬左腿，

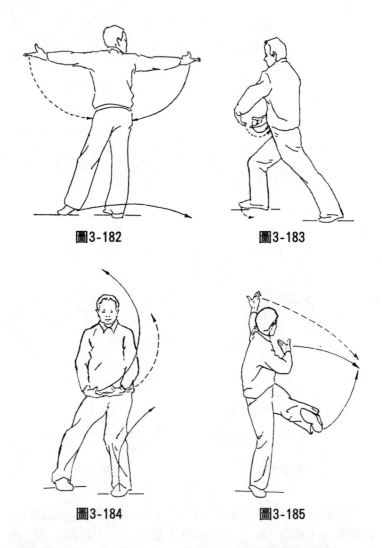

圖3-182　　　　　　圖3-183

圖3-184　　　　　　圖3-185

兩臂陰掌下落、屈肘向下丹田合氣，於腹前陽掌中指對接，俯
視雙手（圖3-183）；重心左移，左腿屈膝坐實，左轉體面南

，右足尖裡扣，兩手向下丹田送氣，指扣腹底，目視前方（圖3-184）。（137）重心右移，右腿獨立，左腿向右（南）踢起，足心裡扣，兩臂向左（北）陽掌上舉，左臂直伸高於頭，右臂屈肘高於胸，左後轉體最大限度，左轉頸仰視左手（圖3-185）。（138）左腿左擺，兩手右甩，手足相擊（圖3-186），左足落向東北，兩手甩向西南，右臂立掌直伸齊頭高，左臂屈肘立掌於右腋前，右腿屈膝坐實，右轉體目視右手（圖3-187）；重心左移，弓左腿，蹬右腿，兩手向下丹田降氣，陰掌落於腹前，俯視右手（圖3-188）。（139）右足尖裡扣，重心右移，右腿屈膝坐實，左腿伸直、足尖翹起，左後轉體最大限度，右手向上捧氣貫頂，左手向後氣貫命門，左轉頸目視左後遠方（圖3-189）。（140）左足尖裡扣，重心左移，右轉體面向西南，弓左腿，蹬右腿，右臂由上而下立掌伸向西南低於肩，左臂由下而上立掌伸向東北高於頭，右轉頸目視右手（圖3-190）。（141）重心右移，弓右腿，蹬左腿，向右後

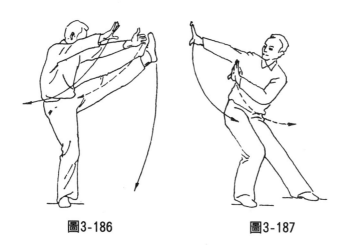

圖3-186　　　　　　　　圖3-187

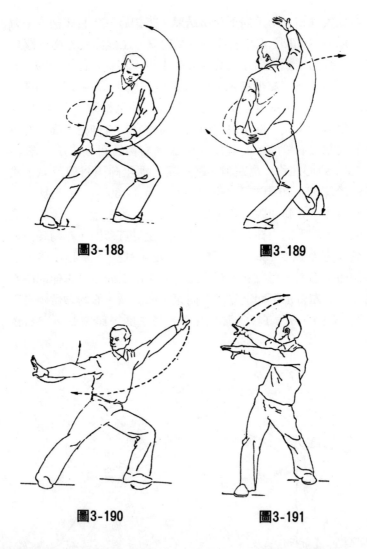

圖3-188　　　　　　圖3-189

圖3-190　　　　　　圖3-191

轉體甩臂，右轉頸目視右手（圖 3-191），身向左後仰翻，兩
腿跨立，兩手向上翻轉托天，仰視雙手（圖 3-192）。

（142）回身左轉體面向東北，屈膝蹲襠，兩手立掌勾指下落降氣於中丹田，左臂向東北平伸，右臂屈肘橫於胸前，目視左手（圖3-193）；兩手下落握拳降氣於下丹田，重心右移

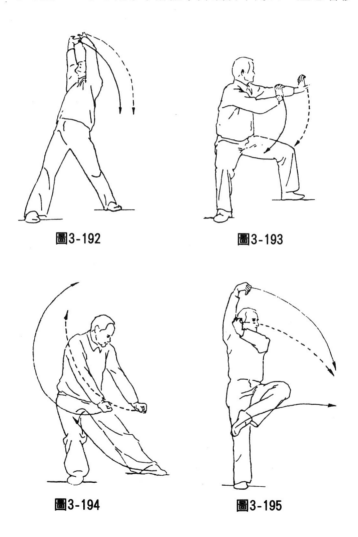

圖3-192　　　　　　　圖3-193

圖3-194　　　　　　　圖3-195

，右腿屈膝坐實，俯視左拳（圖3-194）。（143）右腿獨立
，左腿屈膝提起，左足尖裡扣，兩拳向右後繞圓上舉，右拳鬆
指，勞宮向百會貫氣，左拳貼住右肘，視線向右後環顧，定勢
時平視東方（圖3-195）。（144）左足向東踹蹬，兩拳交叉

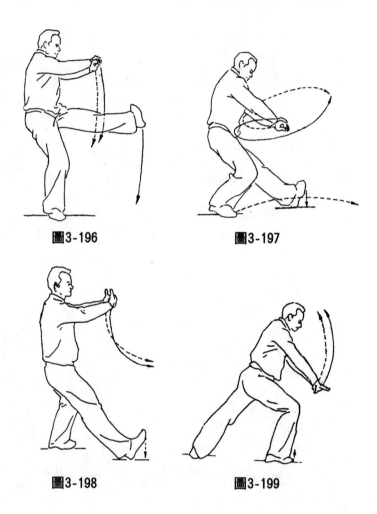

圖3-196　　　　　　　圖3-197

圖3-198　　　　　　　圖3-199

前平伸（圖3-196）；右腿屈膝坐實，左足前落，足跟觸地、足尖外拐，兩拳向下丹田降氣，交叉落於腹前，俯視雙拳（圖3-197）。（145）重心左移，左腿屈膝坐實，右腿向東上步，足跟落地，兩拳變掌，兩臂後掠、側展前合，兩手向中丹田抱氣，屈腕中指對接，勞宮向膻中貫氣，目視雙手（圖3-198）。

（146）弓右腿，蹬左腿，兩手向下丹田降氣，陰掌落於腹前，俯視雙手（圖3-199）。

第十一段 鶴右旋飛

（147）承上式重心坐回左腿，右腿伸直、足尖翹起，兩手向上丹田捧氣，目視東方（圖3-200）。（148）右足向後（西）撤步，足尖著地後足跟裡落，重心坐回右腿，右轉體面南，左腿伸直、足尖翹起，兩手沿前身中線降氣於下丹田後，陰掌左右側展同胯平（圖3-201）。（149）左足尖裡扣，重心左移，左腿屈膝坐實，右轉體面西，右腿向西北上步，足跟

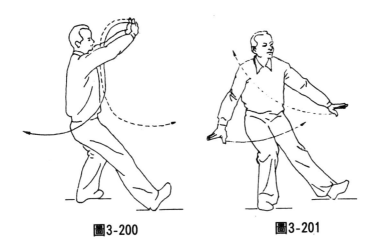

圖3-200　　　　　　圖3-201

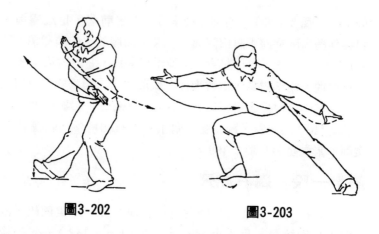

圖3-202　　　　　　　　圖3-203

落地，兩臂向中丹田抱氣交叉於胸前，左臂屈肘陰掌斜搭右肩，右臂陽掌斜垂左腹，右轉頸目視西北上方（圖3-202）。

（150）弓右腿，蹬左腿；兩臂扇形展開，左手由上而下陰掌伸向東南同胯平，右手由下而上陽掌伸向西北同肩高，兩手勞宮相搓而過，目隨左手，身向右靠（圖3-203）。

（151）重心左移，左轉體面南，右足尖裡扣，弓左腿，蹬右腿，兩臂陽掌後掠，目視前方（圖3-204）；兩手由尾閭向上沿督脈提氣至夾脊，經腋下掏出廢氣，五指捏攏，兩肘上揚如展翅飛翔，引體向上，昂首挺胸，仰面觀天，兩腿跨立，左腿略屈，右腿伸直、足尖蹬地（圖3-205）。（152）俯身向前，兩手將廢氣向遠處甩出，舒腕展指，陽掌觸地，俯視雙手（圖3-206）。（153）起立，右足向前與左足站平，兩足間隔15公分左右，兩手向前向上捧氣貫頂，翻掌向下，屈腕中指對接，勞宮向百會貫氣，目視前方（圖3-207）。（154）兩手沿前身中線降氣於湧泉，俯身手按足面，指尖相對，俯視雙手（圖3-208）。（155）兩手沿地前伸，中指點地，俯視

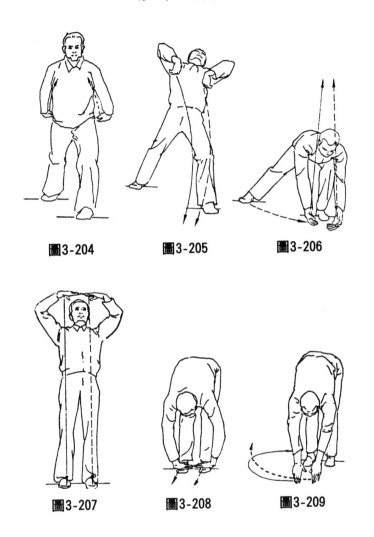

圖3-204　　　　圖3-205　　　　圖3-206

圖3-207　　　　圖3-208　　　　圖3-209

雙手（圖3-209）。

　　（156）右後轉體最大限度，兩臂伸直，右手外旋、中指沿地面向右後畫圓聚氣，左手相應右轉，俯視右手（圖3-210）

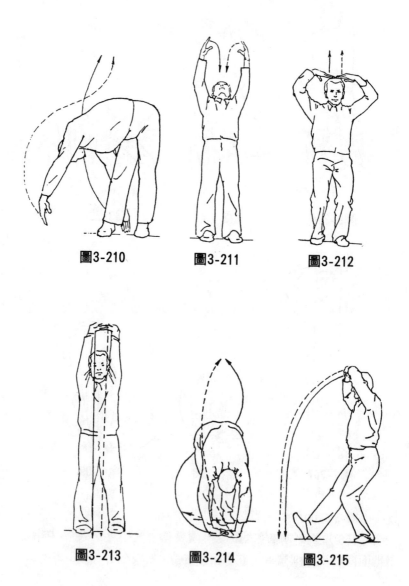

圖3-210　　　　圖3-211　　　　圖3-212

圖3-213　　　　圖3-214　　　　圖3-215

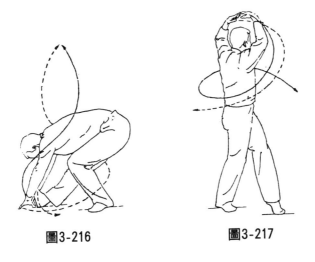

圖3-216　　　　　　圖3-217

。（157）身向右後仰翻起立，回身面南，兩手捧氣高舉，掌心相對，仰面觀天（圖3-211）。（158）屈腕中指對接，勞宮向百會貫氣，屈膝中指點按百會，目視前方（圖3-212）。（159）兩腿直立，兩手十指交叉，翻掌向上，抻臂拔體，氣貫手足，目視前方（圖2-213）。（160）俯身蜷體，兩手前遠觸地，俯視雙手（圖3-214）。

　　（161）立身，左足尖裡扣，重心移於左腿，右轉體面西，兩手側展捧氣貫頂，屈腕中指對接，勞宮向百會貫氣，左腿屈膝坐實，右足前伸，足跟落地，目視前方（圖3-215）。（162）左腿屈蹲，俯身降氣，兩手落於右足前，勞宮觸地，俯視雙手（圖3-216）。（163）起立，右足尖裡扣，重心右移，左後轉體最大限度，右腿直立，左足跟抬起，兩手側展捧氣貫頂，屈腕中指對接，勞宮向百會貫氣，目視左後方（圖3-217）。（164）向右後轉體最大限度，右腿屈膝，左腿弓屈、足尖點地，兩臂向右後旋落降氣於下丹田，左手前對臍中，右

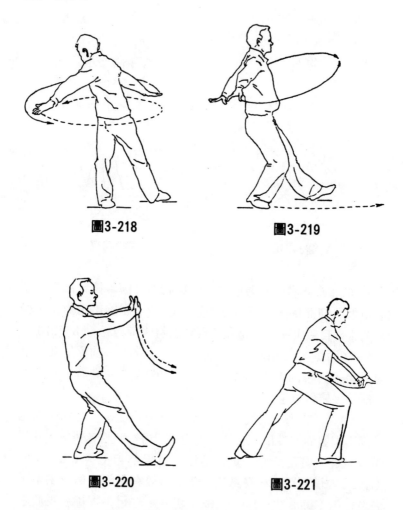

圖3-218

圖3-219

圖3-220

圖3-221

手後照命門，右轉頸俯視右手（圖3-218）。（165）左後轉
體，回身面東，兩臂隨轉體自然甩擺後掠，左腿伸直、足跟落
地（圖3-219），左足尖外落，左腿屈膝坐實，右腿向東上步
，足跟落地，兩手向中丹田抱氣前合，兩臂撐圓，中指對接，

目視前方（圖3-220）。

（166）弓右腿，蹬左腿，兩手向下丹田降氣，陰掌伸向腹前，俯視雙手（圖3-221）。

第十二段　鶴右高飛

（167）承上式右腿直立，左足跟抬起，兩手向下丹田收氣，指扣腹底，目視東方（圖3-222），右腿獨立，左腿向東蹬起，左後轉體最大限度，兩臂側舉如展翅高飛，右手向東，左手向西，指尖向上，掌心向內，兩臂夾角90度左右，左後轉頸，目視左手（圖3-223）。

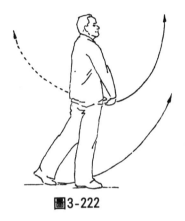

圖3-222

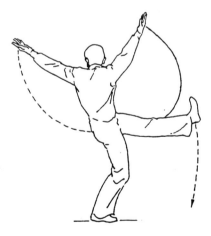

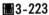

圖3-223

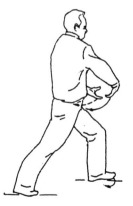

圖3-224

（168）左足前落，弓左腿，蹬右腿，兩手向下丹田合氣
，陽掌中指對接，俯視雙手（圖3-224）；重心右移，右腿屈
膝，右轉體面南，左足尖裡扣，兩手向下丹田收氣，指扣腹底
，目視前方（圖3-225）。（169）右腿直立，左足跟抬起，
兩臂陽掌側平伸，右轉頸目視右手（圖3-226）。（170）右

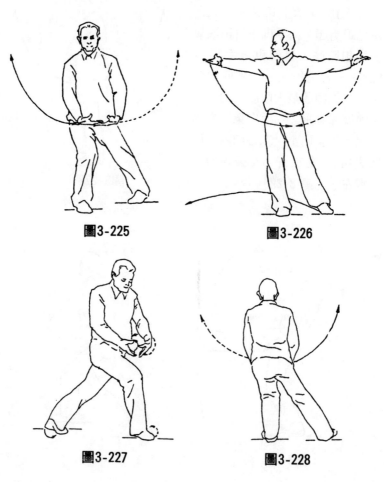

圖3-225　　　　　　　圖3-226

圖3-227　　　　　　　圖3-228

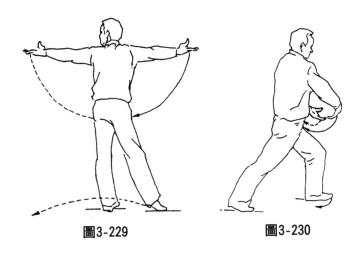

圖3-229　　　　　　　　圖3-230

腿屈膝坐實，左足向西北後撤，弓右腿，蹬左腿，兩手轉陰掌
向下丹田合氣，陽掌中指對接，俯視雙手（圖3-227）；左足
跟裡落，重心左移，左腿屈膝坐實，左轉體面北，右足尖裡扣
，兩手向下丹田收氣，指扣腹底，目視前方（圖3-228）。

　　（171）左腿直立，右足跟抬起，兩臂陽掌側平伸，左轉
頸目視左手（圖3-229）。（172）左腿屈膝坐實，右足向西
南後撤，弓左腿，蹬右腿，兩手轉陰掌向下丹田合氣，陽掌中
指對接，俯視雙手（圖3-230）；右足跟裡扣，重心後移，右
腿屈膝坐實，右轉體面南，左足尖裡扣，兩手向下丹田收氣，
指扣腹底，目視前方（圖3-231）。（173）左足尖裡扣，重
心左移，左腿獨立，兩臂陽掌向右（北）捧氣高舉，右臂直伸
高於頭，左臂屈肘高於胸，右腿向左（南）踢起，足心裡扣，
右後轉體最大限度，右轉頸仰視右手（圖3-232）。（174）
右腿右擺，兩手左甩，手足相擊（圖3-233），右足落向西北
，兩手甩向東南，左臂直伸立掌高於頭，右臂屈肘立掌於左腋

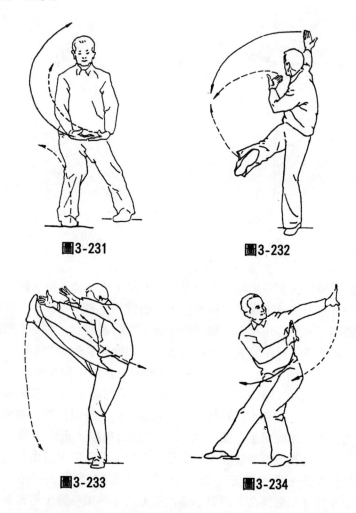

圖3-231

圖3-232

圖3-233

圖3-234

前，左腿屈膝坐實，左轉體目視左手（圖3-234）；弓右腿，
蹬左腿，兩手向下丹田降氣，陰掌落於腹前，俯視左手（圖3-
235）。（175）左足尖裡扣，重心左移，左腿屈膝坐實，右後
轉體最大限度，右腿伸直、足尖翹起，左手向上捧氣貫頂，右

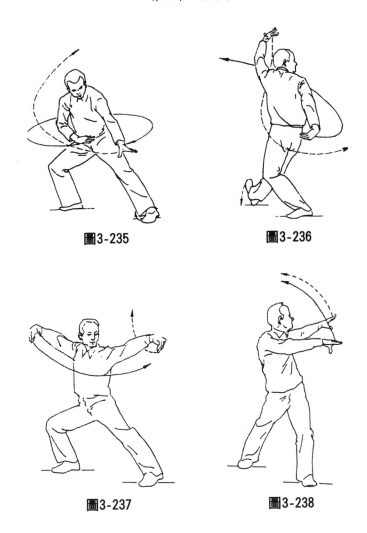

圖3-235　　　　　　　圖3-236

圖3-237　　　　　　　圖3-238

手向後氣貫命門，右轉頸目視右後遠方（圖3-236）。

（176）右足尖裡扣，重心右移，左轉體面向東南，弓右腿，蹬左腿，左臂由上而下勾手伸向東南齊肩高，右臂由下而

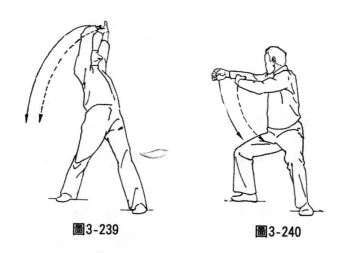

圖3-239　　　　　　圖3-240

上勾手伸向西北齊頭高，左轉頸目視左手（圖3-237）。（177
）重心左移，弓左腿，蹬右腿，向左後轉體甩臂，兩手由勾變
陰掌，目視左手（圖3-238），身向右後仰翻，雙手陽掌托天
，兩腿跨立，仰視雙手（圖3-239）。（178）回身右轉體面
向西北，屈膝蹲襠，兩手前落握空拳，右臂平伸，左臂撐圓，
兩手屈腕，拳心向內，形如拉弓，目視右拳（圖3-240）；重
心左移，左腿屈膝坐實，右腿伸直、足尖翹起，兩拳向下丹田
降氣落於腹前，右手掌心向下，左手掌心向上，俯視右拳（圖
3-241）。（179）左腿獨立，右腿屈膝提起，足尖裡扣，兩拳
向左右繞圓上舉，左拳鬆指，勞宮向百會貫氣，右拳貼住左肘
，視線向左後環顧，定勢時平視前（西）方（圖3-242）。
（180）右足向西蹁蹬，兩拳交叉前平伸，左拳在上，右拳在
下（圖3-243），左腿屈膝坐實，右足前落，足跟著地，足尖
外拐，兩拳向下丹田降氣落於腹前，俯視雙拳（圖3-244）。
　　（181）重心前移，右腿屈膝坐實，左腿向西上步，足跟

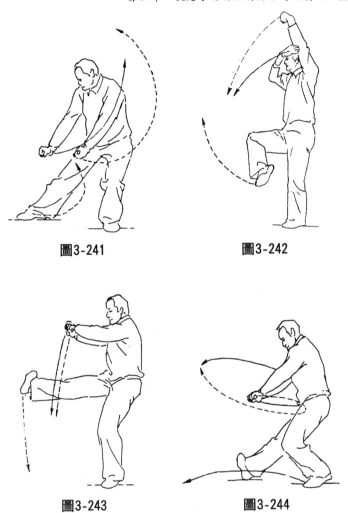

圖3-241

圖3-242

圖3-243

圖3-244

落地，兩拳變掌側展向中丹田抱氣前合，兩臂撐圓，中指對接
，目視雙手（圖3-245）。（182）弓左腿，蹬右腿，兩手向
下丹田降氣，陰掌伸向腹前，俯視雙手（圖3-246）。

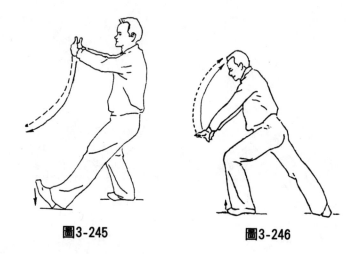

圖3-245　　　　　　　圖3-246

結束式　還原靜立

（183）承上式重心坐回右腿，兩手向上丹田捧氣，左腿伸直、足尖翹起，目視前方（圖3-247）。（184）左轉體面南，左足尖外拐落向正南，弓左腿，蹬右腿，兩手向下丹田降氣於腹底，陰掌中指對接，俯視雙手（圖3-248）。

（185）起立，右足向前與左足站平，兩足距離同肩寬，兩臂側展向上捧氣貫頂，屈腕中指對接，勞宮向百會貫氣，目視前方（圖3-249）。

（186）兩手沿前身中線側掌近體降氣於下丹田，成三圓式站樁姿勢（圖3-250）；稍停，兩手自然垂落，還原為靜立放鬆（圖3-251）。收功時可搓手搓面，或進行必要的散步整理活動。

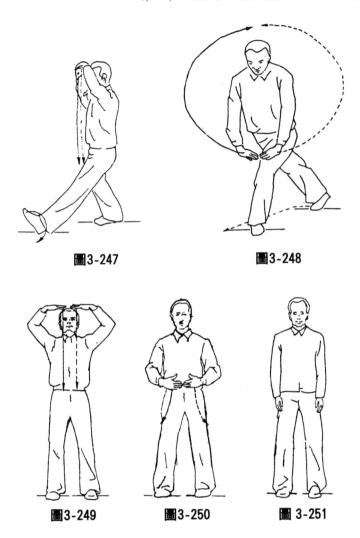

圖3-247　　　　　　　　圖3-248

圖3-249　　　圖3-250　　　圖3-251

第四章
抗老站功功法特點
和練功要領

　　抗老站功是用形意導引方法，專修經絡氣血的動靜結合功。經絡在人體雖然看不見、摸不著，但在氣功入靜狀態下，卻能感覺到它確實存在。近年來科學工作者，用現代科學檢測手段，證實經絡具有多維結構和多種功能。我國歷代養生學家的練功實踐證明，經常對經絡進行修練，使其氣血暢通，能夠袪病強身，益壽延年。

　　根據中醫「腎為先天之本，脾為後天之本」的臟腑學說和經絡學說，抗老站功把疏通腎、脾二經氣血作為修練重點，並以此規範各樁功法的側重點如下：

　　第一樁重點疏通十二正經。十二正經為人體經絡之主幹，直接連屬五臟六腑，疏通十二正經，可使臟腑氣血調達。

　　第二樁重點疏通奇經八脈。奇經八脈為十二正經之調節系統，其中任、督二脈最為重要。任脈位於前身中線，總調全身之陰經；督脈位於後身中線，總調全身之陽經。疏通任、督二脈，又稱「小周天」，為道家氣功修練之重點，有「任督通，百脈通」之說。

　　第三至八樁重點疏通腎、脾二經。中醫認為，腎主藏精，脾主運化，腎精在脾運化下，精可化氣，氣可化神，但脾之運化功能，又必須在腎精激發下，才能發揮作用。按照中醫上述

學說，疏通腎、脾二經，可加強兩者的互補機能，使腎經先天元氣得補，令脾經後天之氣得調，並可加速煉精化氣、煉氣化神的轉化過程。同時中醫學認為，精氣神為人身三寶，精氣神旺盛，則人體健壯難老。從這一意義上講，重點疏通腎、脾二經，實為中老年人防衰延老之重要對策。

第九至十二椿是在前八椿疏通經絡氣血的基礎上，重點開放穴竅，充分接收外氣。其中第九椿以指代針，通過點穴貫氣，將外氣注入上、中、下三個丹田。第十椿通過放鬆肌表，開放毛細血管，由表及裡地聚外氣於上、中、下三丹田。

第十一、十二椿是通過全方位地升降開合活動，將外氣收入上、中、下三丹田，其中第十二椿又兼容收尾功法，通過舞蹈動作，疏經活絡，調和氣血，具有全功整合作用。

修練抗老站功，需要掌握下列要領：

一、認真練好準備活動。站功各椿開頭的準備活動，實為無極式靜功站椿，是動功之根、之源。站功修練的天地人三才混元氣，要靠在靜中生發，在動中展現。準備活動的功用是：通過後天意識（古稱「識神」）的反覆修練，達到熟能生巧，產生飛躍，練出先天真意——不受大腦皮層支配的能量意識（古稱「元神」、「本性」等）。

此種功能一旦練出，天地人三才混元氣便能隨心意展現能量，上可通天，下能透地，可陰可陽，能散能聚，散之成風，聚則成形，雙向調節，辨證施治。

二、動功以形意導引為綱。所謂形意導引即動作與意念相結合。形與意的關係是：以形取意，以意導形，意自形生，形隨意動。

三、動作以柔為本。要求大關節如蛇行，小關節似蛹動，柔若無骨，軟似嬰兒。

四、認真練好指（趾）腕小動作。指趾為十二正經起止部位，指腕有心、肺、心包、大小腸和三焦等手六經之井穴和輸穴，活動指腕，可使外氣通過井穴和輸穴迅速進入心、肺、心包諸經，可使心臟主動脈弓和頸動脈竇上的壓力感受器受益，使支配心臟活動的迷走神經和舌咽神經得調。

五、點穴貫氣的力度，以自覺舒適為佳。點穴應力求準確到位，暫時點不準也不要緊，只要意念到位、到經即可；經絡和穴位相比，意念到經更為重要，功中寧可失其穴，不可失其經。為了提高練功效果，修練抗老站功，最好學點中國針灸學。

六、站功十二椿在動功之後，均用站椿收功。在站椿收功時，如果出現丹田氣動或自發動作，一定要站到自發功完全消失為止，切勿為趕進度而草率收功；如無自發功出現，則應及時收功，不要執意追求。

七、站功十二椿為一有機整體，每日最好全練，如無時間或其它原因無法全練者，可重點選練二、三、四、七、九、十、十一、十二等椿，並將第二椿移到第七椿之後，以使腎、脾二經氣血得到奇經充分調節。

站功虛靈十二椿圖解

第一椿　氣通正經

㈠準備活動：全身放鬆，面南而立，雙足併靠，二目輕閉（圖 4-1）；運用意念，開放頭頂百會穴（古稱「天門」），引天無真陽之氣，循前身任脈和足三陰經，降至足底（此乃天陽入陰脈，陰陽交合）；開放足底湧泉穴（古稱「地門」），引地元真陰之氣，循後身足三陽經和督脈，升至頭頂（此乃地

陰入陽脈，陰陽交合）；引天元真陽之氣，
由天門循中脈（人體中央和四肢骨髓）降至
下丹田（腹中心）；引地元真陰之氣，由地
門循中脈升至下丹田；將天陽地陰真氣，同
藏之於腎的人體先天元氣，在下丹田交匯成
天地人三才混元氣；再引此氣由中脈升至胸
頂，分向兩肩兩臂至兩手，開放手心勞宮穴
（古稱「人門」）。至此，天地人三門俱開
；天地人三才元氣混成一體；人體先天呼吸
系統──天地人三大門穴和周身十二萬八千
毛竅，均已打開；人同天地萬物，息息相通
；「天人合一」之境，油然而生。

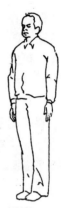

圖4-1

　　站功各樁準備活動內容相同，以下各樁準備活動文字從略。

　　㈡形體動作：兩臂陰掌側平伸，同時兩眼微開一線之光
（圖4-2。如果瞇縫眼感到站立不穩，也可開目練功），坐腕

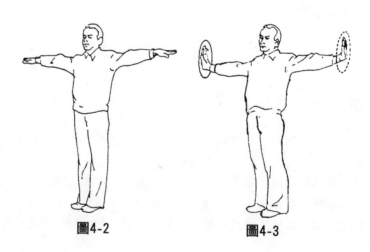

圖4-2　　　　　　　　　　　　圖4-3

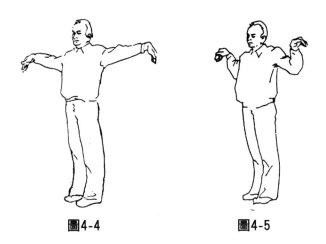

圖4-4　　　　　　　圖4-5

立掌，以肩峰為動點，帶動手臂順逆旋轉劃立圓、聚外氣各若干次（圖4-3），鬆腕垂指，兩手側遠勾氣（圖4-4），屈肘收臂，將氣收至大椎穴（圖4-5），舒腕立掌（圖4-6），兩手外推側平伸（如圖4-3），再鬆腕垂指，重複上述收氣動作若干次。由圖4-3兩臂向前立掌平伸，兩手順逆劃立圓各若干次（圖4-7），鬆腕垂指，兩手勾氣（圖4-8），屈肘收臂，將氣收至氣戶穴（鎖骨中點下緣。圖4-9），舒腕立掌（圖4-10），兩臂立掌前平推（如圖4-7），再鬆腕垂指，重複上述收氣動作若干次。由圖4-7舒腕平指成陰掌，意念前展無限遠，兩手側展平伸採地氣，以肩峰為動點，帶動手臂順逆旋轉劃平圓、聚地氣各若干次（圖4-11）收肩縮臂，將氣收至大椎穴（圖4-12），放鬆後再收肩縮臂，連續收氣若干次。

　　由圖4-11轉陽掌，以肩峰為動點，帶動手臂順逆旋轉劃平圓、聚天陽各若干次（圖4-13），收肩縮臂，將氣收至大椎穴（圖4-14），放鬆後再收肩縮背，連續收氣若干次。由

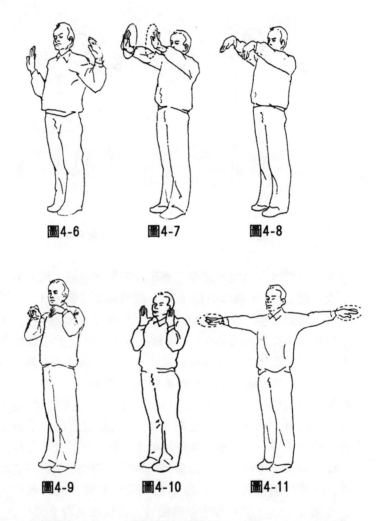

圖4-6　　　　　圖4-7　　　　　圖4-8

圖4-9　　　　　圖4-10　　　　　圖4-11

圖4-13屈臂兩手扣肩，順逆旋肘各若干次（圖4-15。旋肘動
作要盡可能作大一些，向前轉時兩肘尖力爭併靠，向上轉時兩
小臂力爭觸頭，向後轉時兩肩胛盡量靠攏，向下轉時兩臂力爭

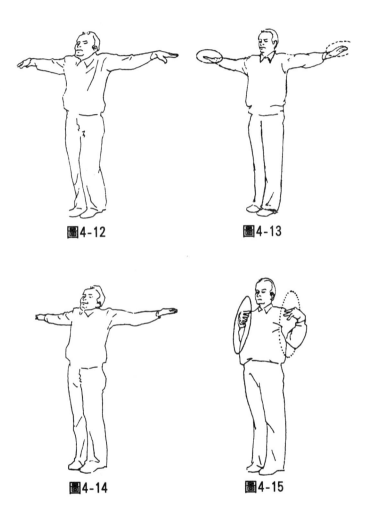

圖4-12

圖4-13

圖4-14

圖4-15

觸肋）。由圖4-15五指捏攏，將兩肩病氣抓出，向兩側甩去，兩臂陽掌側平伸，放鬆指腕，兩手甩擺若干次，將手六經之病氣，由手指井穴全部甩出（圖4-16。以上為氣通手六經，

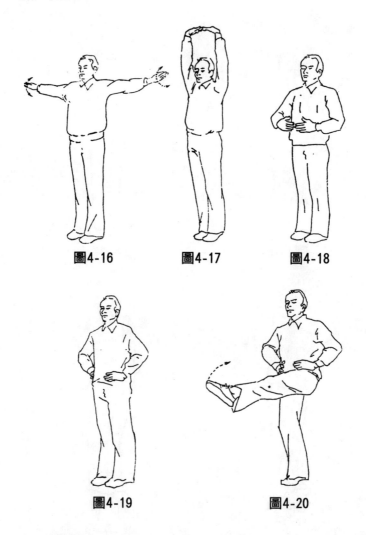

圖4-16　　　　圖4-17　　　　圖4-18

圖4-19　　　　　　圖4-20

即手太陰肺經、手陽明大腸經、手少陰心經、手太陽小腸經、
手厥陰心包經、手少陽三焦經）。由圖4-16接天陽，兩臂上
舉，屈腕中指對接，勞宮向百會（兩耳廓尖連線中點）貫氣

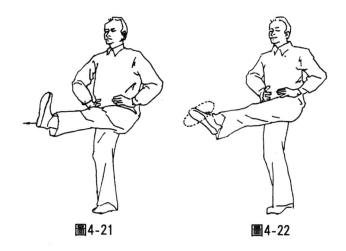

圖4-21　　　　　　　　圖4-22

（圖4-17），兩手沿前身中線側掌近體降氣於下丹田，中指
點臍（圖4-18），兩手掐腰，拇指向後掐住京門穴（第十二
肋骨游離端下際。圖4-19），右腿獨立，左腿前踢或側踢，
足尖繃直（圖4-20），足尖上翹，足跟前蹬（圖4-21），足
尖下點（如圖4-20），如此反覆翹、蹬、點若干次；以足腕
為軸，順逆緩慢旋足各若干次（圖4-22）；右腿屈蹲，左足
前落（圖4-23），弓左腿，蹬右腿，拇指推壓京門穴（圖4-
24），左腿獨立，右腿前踢或側踢，重複上述翹、蹬、點和旋
足動作，如此左右交替前進各若干步，後退各若干步，最後由
圖4-23將左足收回與右足併靠（圖4-25），兩腿直立，以拇
指端點按京門為軸，兩手後旋，中指點按命門（第二腰椎棘突
下）或旋揉腎俞（命門旁開一寸五分。圖4-26），然後五指
併攏，兩手沿帶脈前合，拇指點按臍中，中指點按中極（腹中
線臍下四寸。圖4-27），稍事靜養，垂手收功（以上為氣通
足六經，即足陽明胃經、足太陰脾經、足少陰腎經、足太陽膀
胱經、足厥陰肝經、足少陽膽經）。

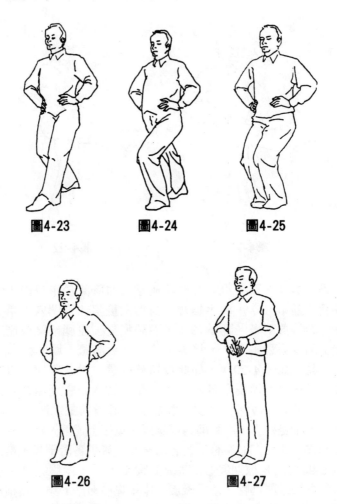

圖4-23　　　　　圖4-24　　　　　圖4-25

圖4-26　　　　　　　圖4-27

第二樁　氣通奇經

　　由上式之併足站立，以足跟為軸，足尖外開（圖4-28。
兩足同時開或先後開均可。下同），再以足尖為軸，足跟外開

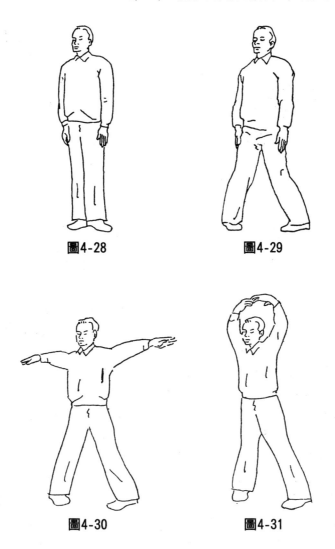

圖4-28　　　　　　　圖4-29

圖4-30　　　　　　　圖4-31

，如此挪動雙足，站成足尖距離同肩寬、足跟儘量外開的內八字（圖4-29。此種換步方法稱為「踩氣法」）。按一樁要求

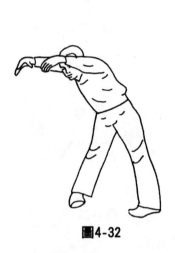

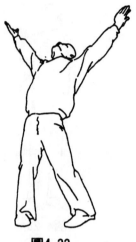

圖4-32　　　　　　　　　　圖4-33

完成準備活動後，兩臂陰掌側平伸（圖4-30），轉陽掌上舉
合天陽，兩臂圓合，中指對接，勞宮向百會貫氣，足底平展，
保持姿勢片刻（圖4-31）。俯身45度左右，兩臂陰掌前平伸
，鬆腕垂指，勞宮照地，放鬆腰腹，疏通沖、帶二脈；足尖翹
起，足踵著力，踝關節外撐，疏通蹻、維四脈；保持姿勢，稍
停片刻（圖4-32）。身向後仰，展臂抱天，雙膝內扣，足趾
摳地，面對太空，接收天元，保持姿勢，稍等片刻（圖4-33）
。俯身90度左右，兩臂陰掌側平伸，挺胸抬頭，百會朝天，
足尖上翹，泛臀塌腰，面對大地，廣收萬物之精氣，保持姿勢
，稍停片刻（圖4-34）。立身兩手向下劃圓抄地氣，陰掌漸
陽地展臂抱天，身向後仰，雙膝內扣，足趾摳地，廣採日月之
精華，保持姿勢，稍停片刻（如圖4-33）。俯身180度或力
所能及的最大限度，百會對地，足尖翹起，兩手隨俯身抱氣前
合，由陽漸陰地向前遠伸，並沿地面向後掏襠、推拉地氣若干

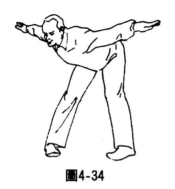

圖4-34

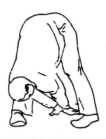

圖4-35

次（圖4-35）。兩手勞宮沿地前伸，立身後仰，兩手由陰漸陽地展臂抱天採元陽，保持姿勢片刻（如圖4-33）。上身直立，兩手向上抱氣圓合，中指對接，勞宮向百會貫氣，保持姿勢片刻（如圖4-31）。以上為一遍，可重複若干遍。最後由展臂抱天，立身兩臂上舉合天陽（圖4-36），兩手沿前身中線降氣於中丹田，胸前合十，屈膝蹲襠，兩手以腕為軸，逆順旋掌各若干次，同時尾閭作反向同步旋轉，帶動脊椎作螺旋式轉動（圖4-37）。此式以下簡稱「雙旋」，其要領是腕、胯關節同步反向旋轉，貴在脊椎打旋，形似神龍蟠柱）。最後由胸前合十轉入「六字真言椿」（圖4-38）。

　　六字真言椿，是將「哼、哈、噗

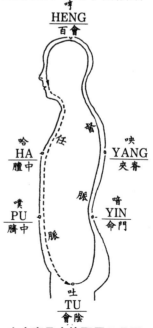

六字真言穴位配屬示意圖

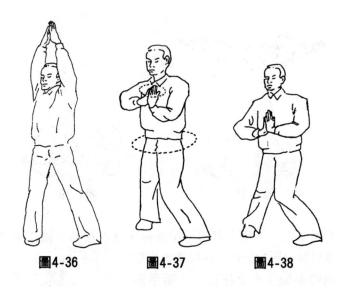

圖4-36   圖4-37   圖4-38

、吐、嘻、映」六個字，分別配屬於任、督二脈六個穴位（詳
見示意圖），吸氣時意念真氣向某一穴位聚集，呼氣時默誦或
朗誦該穴既定真言，並用意念將其氣流、聲波、音頻等導向該
穴位，誘使此穴產生熱、脹、麻、癢、動等氣感效應（真言在
這裡起相當於催化劑作用）。

　　朗誦為初級功，因為讀字出聲，能夠以聲助勢，容易理解
和掌握，適用於練功初期，默誦為高級功，要求只保持口形，
不讀出聲音，難度較大，不易掌握，適用於練功有了一定基礎
之後。朗誦發音以自己聽到為宜，聲音不宜過大，不要對別人
構成噪音。

　　朗誦或默誦真言，一般可從下丹田「噗」字開始，一字一
誦。六字全誦為一輪，可連續複誦若干輪。也可單練某一真言
，待其出現氣感效應後，再改練其他真言。六字真言在朗誦或
默誦六輪之後，如無氣感反應，一般即應收功。收功一般也用

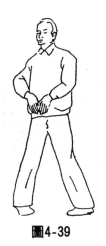

圖4-39

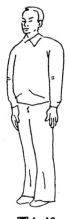

圖4-40

「噗」字將氣收到下丹田，然後兩腿緩緩直立，轉腕垂指，兩手貼腹，拇指點臍（圖4-39），稍事靜養，垂手功畢。最後用踩氣換步法還原為併足站立（圖4-40）。

六字真言樁是抗老站功的重要功法之一，該功肩、肘、腕和髖、膝、踝均形成合力，樁基穩固，命門開度大，下焦氣血充盈，對防治老年人腎氣虧損等症，作用較好，同時也為靜功氣通周天奠定基礎。

第三樁 氣通腎經

由上式之併足站立，完成準備活動後，兩臂陰掌側平伸（圖4-41），左手前按臍中，右手後按命門（圖4-42），左手陽掌前平伸（圖4-43），左後轉體最大限度聚天元（圖4-44），身體回正，左手上舉，屈腕勞宮向百會貫氣（圖4-45），左手沿前身中線側掌近體降氣於湧泉，俯身手按足面，指尖向右，右手向命門緩慢開合（亦可拍擊）貫氣若干次（圖4-

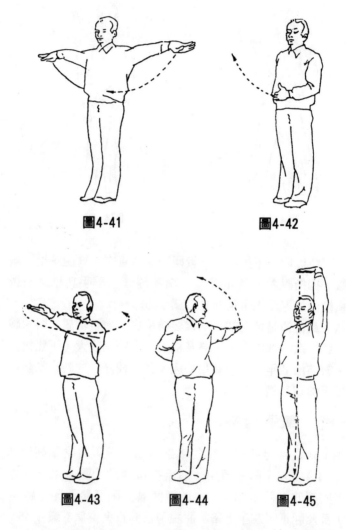

圖4-41　　　　　　　　圖4-42

圖4-43　　　圖4-44　　　圖4-45

46），左手以小指少衝穴（指甲角後一分許）為引導，向足前
旋聚地氣，掌心向前，身體緩慢起立，左手向前托氣上舉，翻

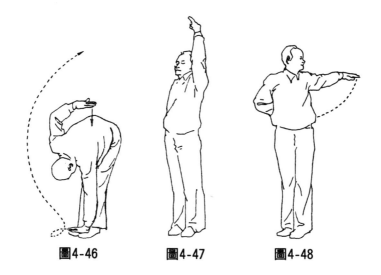

圖4-46　　　　　圖4-47　　　　　圖4-48

掌向上，托天拔體（圖4-47），左右後轉體最大限度，左手
向後陰掌落平（圖4-48），身體回正，右手自然垂落，左手
收氣於命門（圖4-49）。右手陽掌前平伸，如法反向重複上
述動作。左手陰掌前平伸，如法重複上述左式之動作。右手陰
掌前平伸，再如法重複上述右式之動作。最後左手按住命門，
右手按住左手，兩手順逆旋揉命門各若干次，倒手再順逆旋揉
各若干次（圖4-50）。右手後按命門不動，左手前按臍中
（女性可相反），兩手前後夾護下丹田（圖4-51），靜立站
椿，模擬烤電，兩手勞宮猶如理療之兩塊電板，齊向下丹田發
氣，體察腹內有無熱感，有則站之，無則收功。

　　（此式還可根據疾病和練功季節時令等，運用意念，或由
百會接通天上日、月之能量，或由湧泉接通地下水、火之能量
，通過督脈大椎穴分向兩肩兩臂至兩手勞宮，導入下丹田，誘
發丹田氣動，增強氣感反應，提高練功效果）。

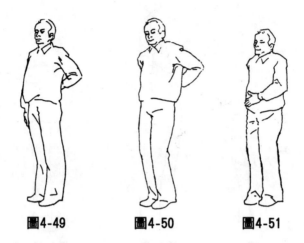

圖4-49　　　　圖4-50　　　　圖4-51

第四椿　氣通胱經

由上式之併足站立，完成準備活動後，兩臂陰掌側平伸，轉陽掌上舉合天陽，屈腕中指對接，勞宮向百會貫氣（圖4-52），十指交叉，左手拇指插在右手虎口內，翻掌向上，雙手托天，以指根為軸，兩腕交替順逆划立圓各若干次（圖4-53），左右轉體最大限度（圖4-54），原方位俯身蜷體，脊椎由上而下節節蜷屈、拉開，兩手勞宮向左右遠處觸地若干次（圖4-55），原方位緩慢起立，脊椎由下而上節節鬆沈、貫串，恢復圖4-54，再右後轉體最大限度，反向重複上述俯身蜷體動作；原方位起立後，身體回正（圖4-56），向前俯身蜷體，脊椎由上而下蜷屈、拉開、兩手勞宮向足前遠處觸地若干次（圖4-57），十指鬆開，兩手側展向後沿地面划大圓，廣採地氣，中指對接後，兩手鉗夾跟腱，拇指摳壓、按揉崑崙穴（外踝與跟腱之間凹陷中）若干次，收縮手臂，額頭觸腿或靠

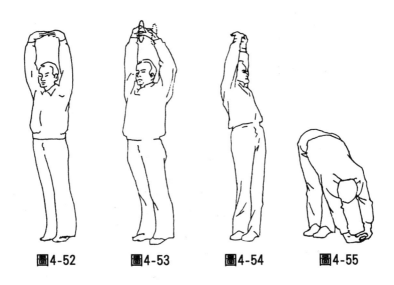

圖4-52　　　圖4-53　　　圖4-54　　　圖4-55

近腿若干次（圖4-58。每次手臂放鬆後，兩手都要鉗夾按摩崑崙穴），兩手由後左右側展向前沿地面劃大圓，廣收地氣，勞宮對合於足前（圖4-59），身體緩慢起立，脊椎由下而上節節鬆沈、貫串，兩臂合掌上舉（圖4-60），坐腕展指接天陽，身軀放鬆，前後搖擺晃動，帶動兩手在空中旋轉開合若干次（圖4-61、圖4-62），由圖4-61屈腕中指對接，勞宮向百會貫氣（如圖4-52），十指交叉，右手拇指插在左手虎口內，以指根為軸，順逆旋腕各若干次（如圖4-53），右後轉體最大限度（圖4-63），原方位俯身蜷體（圖4-64），如法反向重複上述動作。最後由圖4-61屈腕兩手重疊（圖4-65。男性左手在下，女性右手在下），兩手沿前身中線側掌近體向下丹田降氣，於臍前陽掌拇指對接成圓印，雙膝微屈，站樁片刻（圖4-66）。收功時兩腿直立，雙手按臍（圖4-67），稍停，手臂自然垂落。

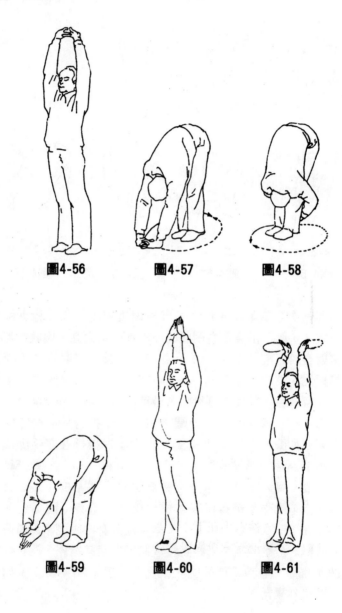

圖4-56　　　　圖4-57　　　　圖4-58

圖4-59　　　　圖4-60　　　　圖4-61

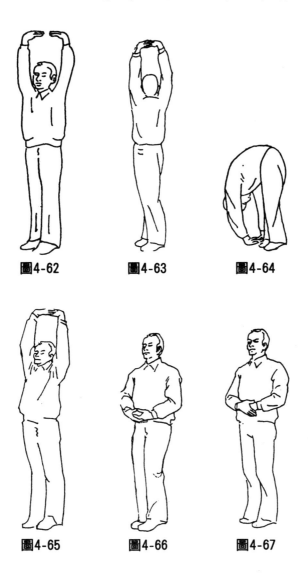

圖4-62　　　　圖4-63　　　　圖4-64

圖4-65　　　　圖4-66　　　　圖4-67

第五樁　氣通腎兪

　　由上式之併足站立，重心向右或向左漸移，左足或右足由
足跟到足尖逐漸離地（圖4-68），向外橫開一步，兩足距離
同肩寬，由大趾到小趾逐漸落地（圖4-69），重心逐漸中移

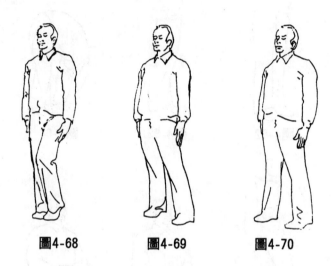

圖4-68　　　　　圖4-69　　　　　圖4-70

，兩腿均衡著力（圖4-70。此種換步方法稱為「太極法」）
。完成準備活動後，兩臂陰掌側展同臍高（圖4-71），轉側
掌（拇指向上）抱氣前合，兩臂撐圓，中指對接，勞宮向下丹
田貫氣（圖4-72），兩手回收，中指點臍（圖4-73），兩手
揞腰，拇指向前，中指按住腎兪穴（第二腰椎棘突下、命門旁
開一寸五分。圖4-74），屈膝弓腰（圖4-75），鼓腹溜腎
（圖4-76），臀部如此前弓後撅各若干次，再順逆轉胯各若
干次（圖4-77）；腰略後弓，兩手掌根交替拍擊腎兪穴各若
干次（圖4-78。此圖彎腰過大），腰略前塌，兩手指腹上下

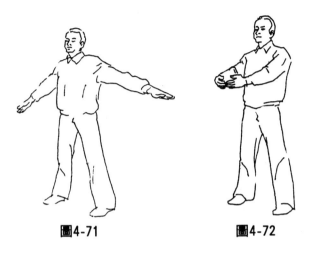

圖4-71　　　　　　圖4-72

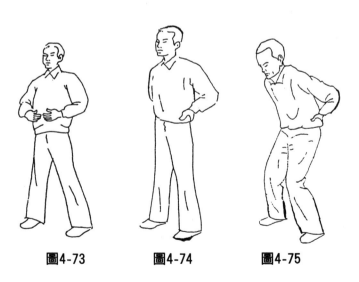

圖4-73　　　圖4-74　　　圖4-75

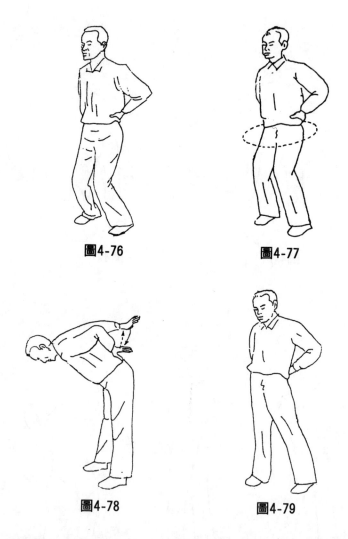

圖4-76

圖4-77

圖4-78

圖4-79

按摩腎兪穴（圖4-79），拍擊與按摩反覆交替若干遍；順逆
轉腰各若干次（圖4-80），指腹按摩腎兪穴（如圖4-79），

兩手沿帶脈前合，拇指點按神闕（臍中），中指點按中極（圖4-81），靜立放鬆片刻，垂手收功。最後用太極換步法還原為併足站立。

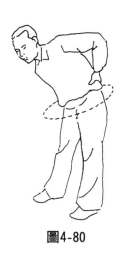
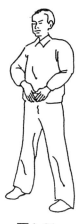

圖4-80　　　　　　　　圖4-81

第六樁　　氣通心腎

　　由上式之併足站立，完成準備活動後，兩臂陰掌側展同臍高（圖4-82），轉側掌抱氣前合，屈腕中指對接，勞宮向下丹田貫氣（圖4-83），兩手回收，中指點臍（圖4-84），兩手掐腰，拇指向後按住京門（圖4-85），仰面挺胸，下頦上翹，腦戶（後腦中線枕外粗隆上方）與大椎相靠（圖4-86），向前探頸，身微前傾，用下巴頦向前劃圓（圖4-87），俯首含胸，兩肩內扣，用下巴頦向下劃圓，廉泉（喉結上方舌骨上緣凹陷中）與天突（胸骨上凹正中）相接（圖4-88），上拔頸椎，百會上領（圖4-89），自然放鬆，恢復圖4-85。如此

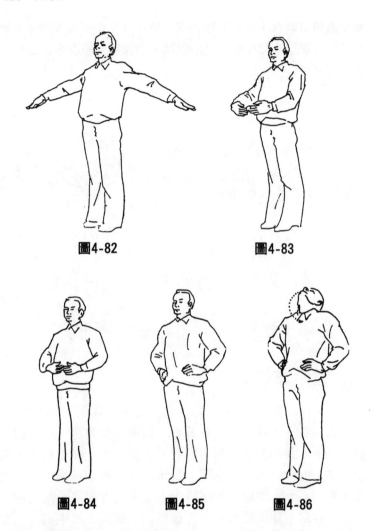

圖4-82　　　　　　　　　圖4-83

圖4-84　　　　　圖4-85　　　　　圖4-86

以下巴顆為引導，縱向劃圓若干次，再反勻劃圓若干次。頭向
左傾斜最大限度，左耳靠近左肩峰（不得低頭、縱肩），以顱
腦左側頂骨結節（耳上方之鼓包，俗稱「靑龍角」）為引導，

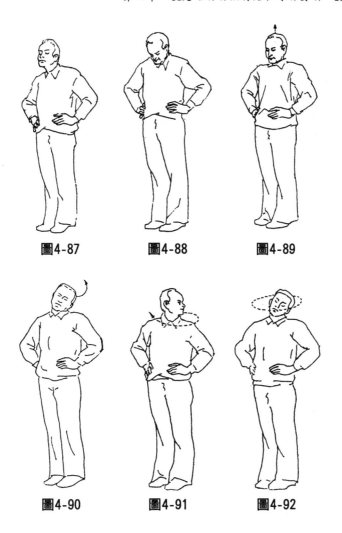

圖4-87　　　　　圖4-88　　　　　圖4-89

圖4-90　　　　　圖4-91　　　　　圖4-92

向左上方劃圓、抻頸（圖4-90），頭部回正後，再向右如法重複上述動作，左右交替各重複若干次。向左後轉頸（不要轉身）最大限度，回正時以承漿穴（頦唇溝正中凹陷處）為引導

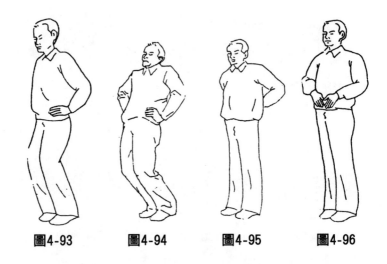

圖4-93　　　圖4-94　　　圖4-95　　　圖4-96

，向左側遠方劃圓（即下巴頦向左肩峰靠近。圖 4-91），再向右後轉頸最大限度，如法重複上述動作，左右交替各重複若干次。以百會劃圓為引導，順逆緩慢旋轉頭頸各若干次（圖 4-92。以上為氣通心腦）。兩手拇指摳住腎俞穴，雙膝弓屈，上身正直（圖 4-93），膝向前跪，身向後仰，下頦回收，百會上領，鼓腹溜臀，氣貼命門，足掌著力，足跟放鬆，兩手拇指向前推壓腎俞穴（圖 4-94），此勢靜力堅持片刻後，百會上領，帶動身體緩緩起立，然後再屈膝後仰連續重複若干次（以上為氣通腎經、膀胱經）。

最後起立兩手按摩腎俞穴（圖 4-95），五指併攏，兩手沿帶脈前合，拇指點按神闕，中指點按中極（圖 4-96），靜立放鬆片刻，垂手收功。

第七樁　氣通脾胃

由上式之併足站立，完成準備活動後，兩臂陰掌側平伸

（圖4-97），轉側掌抱氣前合，兩臂撐圓，中指對接，勞宮向中丹田（膻中，兩乳連線中點，俗稱「心口窩」）貫氣（圖4-98），十指交叉，翻掌向外，以指根為軸，兩腕交替順逆縱向劃圓各若干次（圖4-99），左右後轉體最大限度（圖4-100），以大包穴（腋窩與十一肋端連線中點）為動點，向外向上拱動肋弓，抻拉右側脾、胃、肝、膽四經，兩臂呈右高左低傾斜狀，使氣直衝大包（圖4-101），再向右後轉體最大限度，如法重複上述拱肋動作，抻拉左側脾、胃、肝、膽四經，左右交替各重複若干次。最後身體回正，膝向前跪，身向後仰，兩臂前撐，雙肩內扣，含胸拔背，鼓腹溜臀，足趾著力，足踵放鬆，下頦回收，百會上領，兩腿顫顫巍巍，身軀晃晃悠悠，如有腳步移動，則順其自然（圖4-102），此勢靜力堅持片刻，百會上領，帶動身軀緩緩起立，然後兩臂回落，雙手護臍（圖4-103），稍事靜養，垂手功畢。

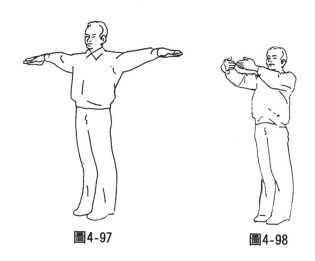

圖4-97　　　　　　　　圖4-98

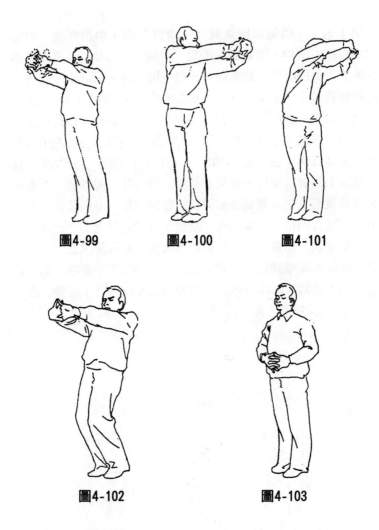

圖4-99　　　　圖4-100　　　　圖4-101

圖4-102　　　　圖4-103

第八樁　氣通中脈

　　由上式之併足站立，用踩氣換步法站成足跟距離同肩寬、

足尖儘量外開的外八字步（圖4-104。初練足距可小些），完成準備活動後，兩臂陰掌側平伸（圖4-105），轉陽掌上舉，合掌拔體（圖4-106），屈膝蹲襠，兩手沿前身中線降氣於中丹田，胸前合十（圖4-107）。

轉腕垂指，降氣於下丹田（圖4-108），兩腿屈蹲，雙手降氣，指尖觸地後，坐腕開掌採地氣，勞宮對地，百會朝天，上身正直，體態似蟾（圖4-109），兩手合掌，百會上領，緩緩起立，屈膝蹲襠，兩手提氣於下丹田（如圖4-108），轉指向上，胸前合十（如圖4-107），兩腿緩緩直立，雙手合掌上舉（如圖4-106）；兩臂外展，坐腕展指接天陽（圖4-110）。合掌，如法重複上述蹲、降、起、升等動作若干次，然後由圖4-110合掌降氣於中丹田，屈膝蹲襠，順逆「雙旋」各若干次（圖4-111），最後兩腿直立，兩手胸前合十，靜立站椿片刻（圖4-112）。

此椿式還可在呼氣時朗誦或默誦「噓、呵、呼、呬、吹、

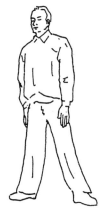

圖4-104

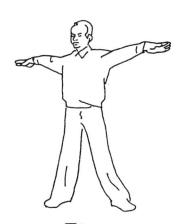

圖4-105

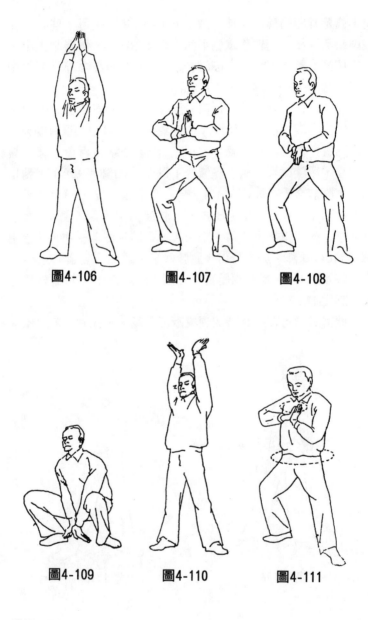

圖4-106　　　圖4-107　　　圖4-108

圖4-109　　　圖4-110　　　圖4-111

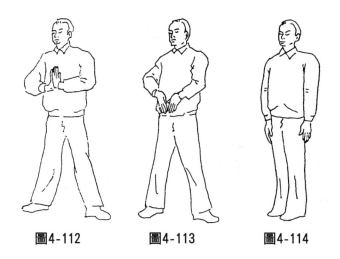

圖4-112　　　　　　圖4-113　　　　　　圖4-114

嘻」六字訣，其意念導向為：噓氣注意肝，呵氣注意心，呼氣注意胃，呬氣注意肺，吹氣注意腎，嘻氣注意命門。六字可一次全誦，也可針對病情選練某一字。收功時鬆腕垂指，兩手貼腹，拇指點按神闕，中指點按中極（圖4-113），稍事靜養，垂手功畢，用踩氣換步法還原為併足站立（圖4-114）。

第九樁　點穴貫氣

　　由上式之併足站立，完成準備活動後，兩臂陰掌側平伸，勞宮照地（圖4-115），轉陽掌上舉合天陽，屈腕中指對接，勞宮向百會貫氣（圖4-116），兩手下落，中指點按百會（圖4-117），兩手沿督脈向後，中指點按腦戶（圖4-118），兩手側分向前，中指點按曲賓（耳前鬢髮後緣上。圖4-119），旋指向前，中指點按印堂（兩眉頭連線中點。圖4-120），兩手沿前身中線側掌近體降氣於湧泉，俯身中指點按大、二趾蹼縫端之八風穴（圖4-121），屈蹲團縮，手按足面，意如洗衣擠

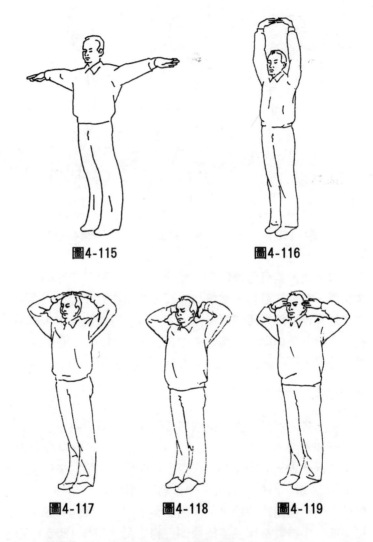

圖4-115　　　　　　圖4-116

圖4-117　　　圖4-118　　　圖4-119

水狀，將體內廢、病氣乾淨徹底擠出體外（圖4-122），兩腿
直立，手按足面，周身舒鬆，毛竅開放，意如洗衣浸水狀，使

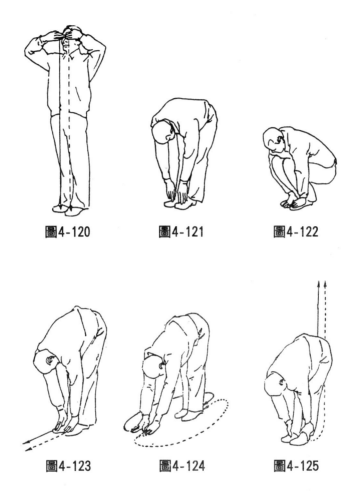

圖4-120　　　　圖4-121　　　　圖4-122

圖4-123　　　　圖4-124　　　　圖4-125

外氣由表及裡地進入體內（圖4-123），兩手沿地面前伸，再左右側展向後劃大圓，廣收地氣（圖4-124），中指對接後，手握足腕，中指點壓三陰交（內踝高點直上三寸，脛骨內側面後緣）並貫氣（圖4-125），緩緩起立，兩手沿後身中線提氣

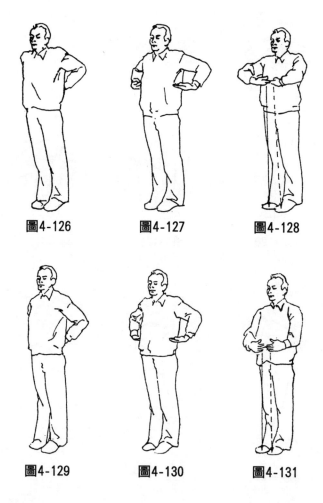

圖4-126　　　　　　圖4-127　　　　　　圖4-128

圖4-129　　　　　　圖4-130　　　　　　圖4-131

於夾脊（圖4-126。夾脊位於第一胸椎至第五腰椎旁開五分處
，左右共 34 穴，相當於脊髓神經鏈。氣功所稱之夾脊，通常
指第七胸椎棘突下的至陽穴及兩旁的夾脊穴），兩手側分向前
，中指點按大包（圖4-127），再向前中指點按膻中（圖4-128

），兩手沿前身中線降氣於湧泉，俯身中指點按二、三趾蹼縫端之八風穴，再重複上述屈蹲團縮等動作。 脊

由圖 4-125 緩緩起立，兩手沿後身中線提氣於命門（圖 4-129），兩手側分向前，中指點按京門（圖 4-130），再向前中指點按臍中（圖 4-131），兩手沿前身中線降氣於湧泉，俯身中指點按三、四趾蹼縫端之八風穴，重複上述屈蹲團縮等動作。由圖 4-125 拇指點壓解谿穴（足背踝關節橫紋中央），緩慢起立，兩手沿兩腿外側向上提氣，中指點壓足三里（脛骨前峰外一橫指。圖 4-132），兩手沿體側提氣向上，身體直立，兩臂自然下垂，中指點按風市穴（圖 4-133），兩手向上提氣，中指點按環跳（臀凹前上緣，股骨節外側橫紋頭），拇指招住中魁（中指近端指關節中點），順逆旋揉環跳各若干次（圖 4-134），雙手貼身，掌根按住京門穴（圖 4-135），以掌根為軸，指尖裡旋，中指點按天樞（臍中旁開二寸。圖 4-136），左手陽掌（或陰掌）前伸同臍高（圖 4-137），轉陰掌向左後

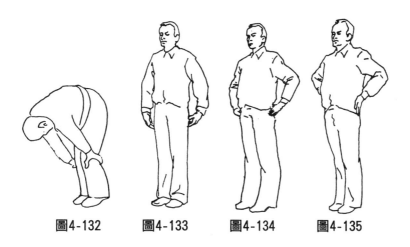

圖4-132　　圖4-133　　圖4-134　　圖4-135

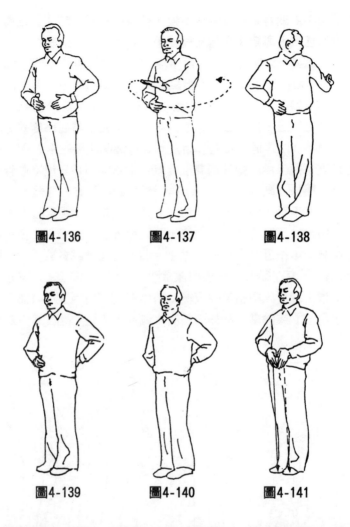

圖4-136　　　圖4-137　　　圖4-138

圖4-139　　　圖4-140　　　圖4-141

劃圓轉體最大限度,廣採大地萬物之精氣,轉陽掌拇指掐住中
魁(圖4-138),身體回正,左手中指點按左腎俞(圖4-139)
,右手陽掌(或陰掌)前伸同臍高,如法反向重複上述轉體採

氣等動作；雙膝微屈，中指順逆旋揉腎兪各若干次（圖 4-140）
，兩腿直立，拇指鬆開中魁，兩手沿帶脈前合，拇指點按臍中
，中指點按中極（圖 4-141），兩手向湧泉降氣，俯身中指點
按四、小趾蹼縫端之八風穴，重複上述屈蹲團縮等動作。

　　由圖 4-125 緩慢起立，兩手沿體側中線向上提氣，中指點
壓按摩足三里（如圖 4-132），兩手繼續沿體側向上提氣，立
身中指點按風市穴（如圖 4-133），兩手沿體側向上提氣，中
指點按京門，拇指掐住中魁，順逆旋揉京門各若干次（圖 4-
142），雙手貼肋，掌根按住大包穴（圖 4-143），以掌根為
軸，指尖裡旋，中指點按神封（第四肋間隙，任脈旁開二寸。
圖 4-144），左手立掌，中指對鼻（圖 4-145），左臂立掌前
平伸（圖 4-146），左手向右後聚氣劃圓轉體最大限度，拇指
掐住中魁，中指點按右肩井（大椎與肩峰連線中點。圖 4-147）
，身體回正，左手中指點按右氣戶（圖 4-148），右手立掌前
平伸，如法反向重複上述聚氣點穴等動作。雙膝微屈，中指順

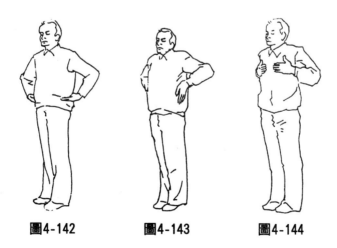

圖4-142　　　　圖4-143　　　　圖4-144

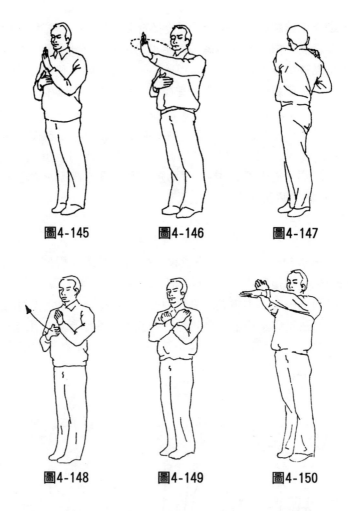

圖4-145　　　　　圖4-146　　　　　圖4-147

圖4-148　　　　　圖4-149　　　　　圖4-150

逆旋揉氣戶各若干次（圖4-149），兩腿直立，兩臂陰掌交叉
前平伸（圖4-150），左右側展成一字形（圖4-151），兩臂
側落向下丹田聚合攬氣，屈肘圓臂，坐腕垂指，兩手合掌於中
極前，輕微緩慢開合貫氣若干次（圖4-152。兩手開距不宜超

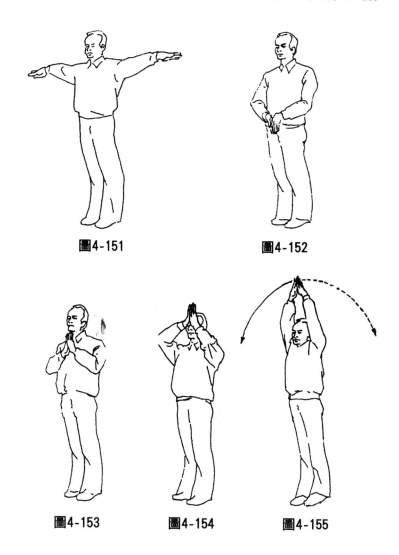

圖4-151　　　　　　　　圖4-152

圖4-153　　　圖4-154　　　圖4-155

過5公分，合掌時要似貼非貼，以增強氣感。下同）；轉指向
上，合掌向中丹田提氣，兩手向膻中輕微緩慢開合貫氣若干次

（圖4-153）；合掌向上丹田提氣，兩手向印堂輕微緩慢開合
貫氣若干次（圖4-154）。

　　此外，還可根據病情需要，向五官或其他部位開合貫氣。
最後合掌上舉（圖4-155），兩手由小指到拇指逐個分離，掌
心向前，兩臂側落平展（圖4-156），轉陽掌前合，小指併靠
（圖4-157），兩手托氣向中丹田貫入，中指點按膻中（圖4-
158），再側點大包並順逆旋揉各若干次（圖4-159），兩手
向後，中指點按夾脊（圖4-160），兩手併靠或相握（也可握
住食指），陽掌後伸（圖4-161）。

　　再由後向前、左右側展、抱氣前合、陽掌重疊於胸前（圖
4-162。男性左手在下，女性右手在下），兩臂回落，雙手按
臍，二目輕閉，雙膝微屈，全身放鬆，靜立養氣（圖4-163）
，體察有無熱、脹、麻、癢、動等氣感效應，有則站之，無則
收功（兩手垂落），不要追求。

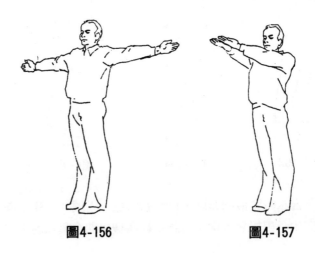

圖4-156　　　　　　　　圖4-157

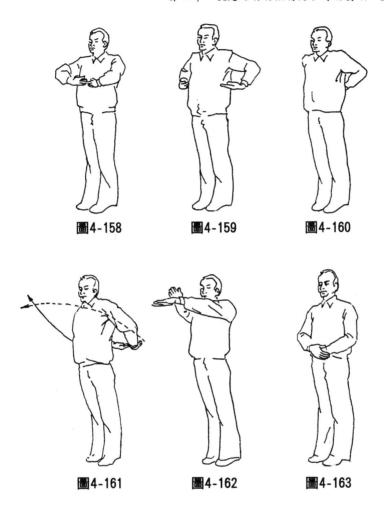

圖4-158　　　　　圖4-159　　　　　圖4-160

圖4-161　　　　　圖4-162　　　　　圖4-163

第十樁　三田聚氣

　　由上式之併足站立，用太極換步法站成兩足平行同肩寬的跨步靜立勢（圖4-164），完成準備活動後，兩臂陰掌側平伸

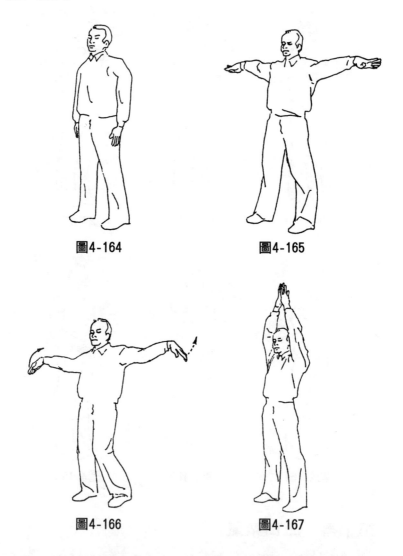

圖4-164　　　　　　　　　圖4-165

圖4-166　　　　　　　　　圖4-167

（圖 4-165），兩腿交替彈動，臀部左右搖擺，帶動椎體橫向
打彎，同時兩肩交替橫向劃立圓，帶動兩臂起伏伸縮，作波浪

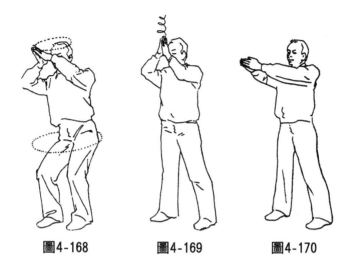

圖4-168　　　　　圖4-169　　　　　圖4-170

式水平擺動若干次（圖 4-166。此式簡稱「通臂」，其要領是肩、髖關節同步橫劃立圓，貴在脊椎打彎如蛇行），轉陽掌上舉合天陽，立身拔體，（圖 4-167），兩手合掌降氣於上丹田，屈膝蹲襠，順逆「雙旋」各若干次（圖 4-168）。

　　兩腿直立，兩手以腕為軸，旋掌上舉，將體內廢氣、病氣帶出，由百會向天空排放，猶如煙囪排放煙塵狀（圖 4-169）；兩手由小指到大指逐個分離，兩臂側落，陰掌平伸，重複「通臂」動作，再轉側掌抱氣前合（圖 4-170），兩手向中丹田收氣，胸前合十，屈膝順逆「雙旋」各若干次（圖 4-171），兩腿直立，兩手以腕為軸，旋掌上舉，意念導向同上（圖 4-172）；兩手由小指到大指逐個分離，兩臂側落，陰掌平伸，重複「通臂」動作，再兩手下落，屈肘圓臂，坐腕垂指，向下丹田合氣，屈膝順逆「雙旋」各若干次（圖 4-173），兩腿直立，兩手以腕為軸，旋掌上舉，意念導向同上（圖 4-174）；

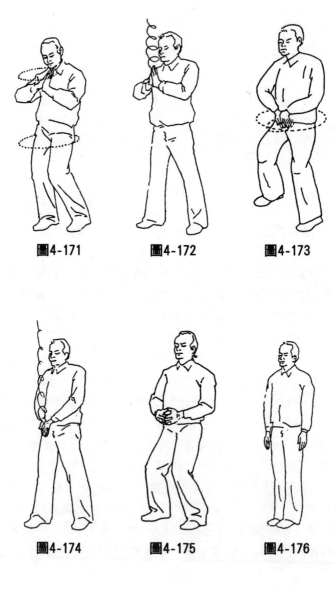

圖4-171　　　　圖4-172　　　　圖4-173

圖4-174　　　　圖4-175　　　　圖4-176

兩手由小指到大指逐個分離，兩臂陰掌側落，十指分張，兩手向下丹田聚氣攏合，手臂圓撐，十指圓接，勞宮罩臍，屈膝站椿（圖 4-175）。

此站椿要求放鬆肌表，開放毛竅，意念外氣由上、下、左右、前、後六面向下丹田聚集，兩手勞宮向臍內發氣，形同鼓風機向爐內加氧。該椿功法類似於道丹功之安爐設鼎，故稱「六合內丹椿」，是抗老站功的重要功法之一。該功較易出現腹熱效應，腹熱一旦出現，務必待其熱象自生自滅後再收功，如無腹熱出現，則應及時收功。

收功程序為：兩手貼腹，中指點臍，稍事靜養，垂手功畢，最後用太極換步法還原為併足站立（圖 4-176）。

第十一椿　外氣內收

由上式之併足站立，完成準備活動後，兩臂陰掌側平伸（圖 4-177），轉陽掌上舉，勞宮相對（圖 4-178），左後轉體，兩手向左後圓落聚氣（圖 4-179），身體回正，兩手將所聚之氣貫入下丹田，中指點臍（圖 4-180），屈膝右後轉體，兩手向右後圓落聚氣（圖 4-181），兩腿屈蹲，身體回正，兩手回落聚氣於足前（圖 4-182），起立左後轉體，兩手向左後圓升聚氣（圖 4-183），直立身體回正，兩手將所聚之氣貫入丹田，中指點臍（圖 4-184），右後轉體，兩手向右後圓升聚氣（圖 4-185），身體回正，兩臂高舉，掌心相對（如圖 4-178），再向左後轉體，重複上述動作，連續重複若干遍。

由圖 4-178 向右後轉體，反向重複上述動作若干遍。由圖 4-178 兩手坐腕外展聚天陽（圖 4-186），屈腕兩手勞宮向上丹田貫氣，中指點按百會（圖 4-187），再兩手升展，再中指點按百會，如此連續向上丹田開合貫氣若干次，由圖 4-186 兩

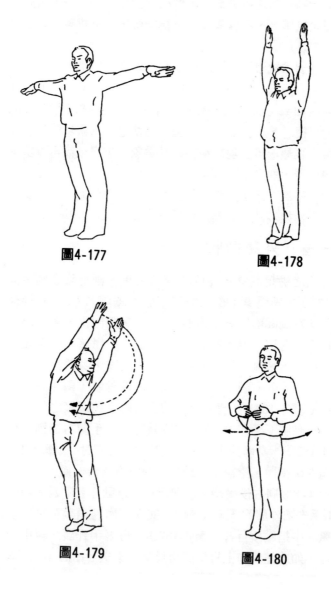

圖4-177

圖4-178

圖4-179

圖4-180

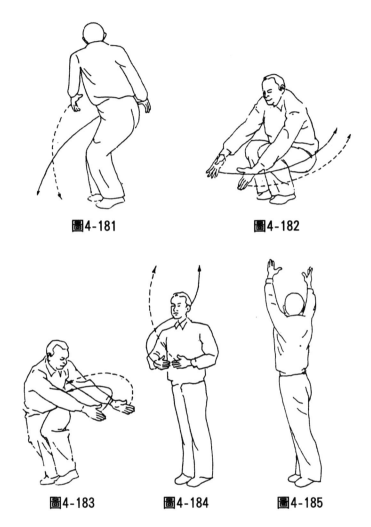

圖4-181　　　　　　圖4-182

圖4-183　　　圖4-184　　　圖4-185

手勞宮相合（圖4-188），沿前身中線降氣於中丹田，兩手向
膻中輕微緩慢開合貫氣若干次，胸前合十，靜立站椿（圖4-
189）。

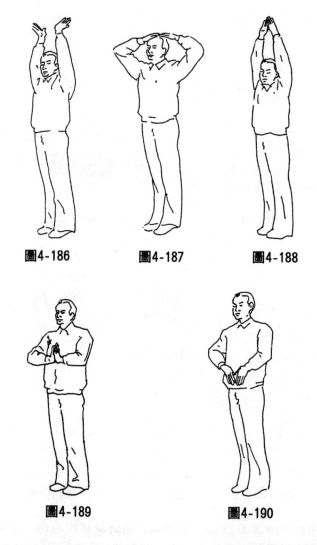

圖4-186　　　　　圖4-187　　　　　圖4-188

圖4-189　　　　　　　　圖4-190

　　此椿式又稱「觀音清靜椿」，是抗老站功的重要功法之一
。該椿要領是鬆動髖、膝、踝關節，在搖晃中不斷尋求兩足受

力均衡點，使人很快產生輕盈、升騰、飄逸、雲遊等舒適感。

　　此站樁因閉目、併足合十等因素，身體平衡支點減少，視覺平衡調節暫被關閉，人體猶如陀螺，容易出現自發功。如果出現無意識支配的自發動作，既不要驅使，也不要壓制，務必聽其自然，使其自生自滅。

　　如果動作過大，希望減少時，可暗示「大動不如小動，小動更有利於健康」；如果感到疲勞，希望停下來時，則暗示「運動量過大，有損健康」，「不宜再動了」等等。暗示有效者，可繼續練，否則應停功糾正。如無自發功出現，則轉腕垂指，兩手貼腹，拇指點臍（圖4-190），垂手收功。

第十二樁　氣歸丹田

　　由上式之併足站立，用太極換步法站成兩足平行、足距略寬於肩的跨立式（圖4-191），完成準備活動後，兩臂側後展開，挺胸抬頭，身略前傾，泛臀塌腰，吸氣滿胸（圖4-192）

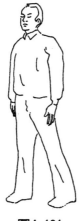

圖4-191

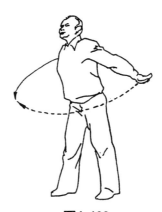

圖4-192

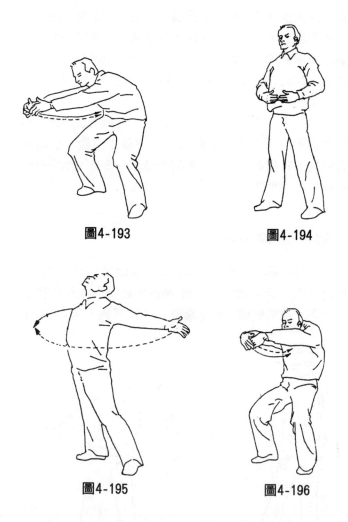

圖4-193

圖4-194

圖4-195

圖4-196

，屈膝弓腰，突背含胸，鼓腹溜臀，探頭縮頸，雙手抱合，兩
臂圓撐，中指對接，勞宮對臍，哼聲屏息，靜力動氣（圖4-
193），全身放鬆，緩緩起立，兩臂回收，中指點臍，氣貫丹

田，徐徐呼氣（圖4-194），如此連續向下丹田抱氣若干次。

　　兩臂側展同乳高，挺胸收腹，泛臀塌腰，抬頭仰面，吸氣滿胸（圖4-195），屈膝弓腰，兩手向中丹田抱氣前合，要領同上（圖4-196），全身放鬆，緩緩起立，指點膻中，徐徐呼氣（圖4-197），如此連續向中丹田抱氣若干次。展臂抱天，身向後仰，挺胸抬頭，吸滿胸膛（圖4-198），屈膝弓腰，兩

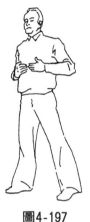

圖4-197

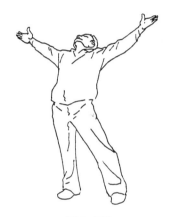

圖4-198

手向上丹田抱氣前合，要領同上（圖4-199），全身放鬆，緩緩起立，指點印堂，徐徐呼氣（圖4-200），如此連續向上丹田抱氣若干次。然後再由上而下如法向上、中、下丹田各抱氣、點穴一次，最後一次兩手重疊按臍（圖4-201。男性左手在裡，女性右手在裡），稍停，足尖裡扣，兩腿彈動，搖肩晃臀，身如蛇行，在舞動過程中，兩手有節奏地順逆揉臍各若干次，倒手再順逆揉臍各若干次（圖4-202），兩手離臍，勞宮相對，順逆旋揉「八卦球」各若干次（圖4-203），兩手鬆握空

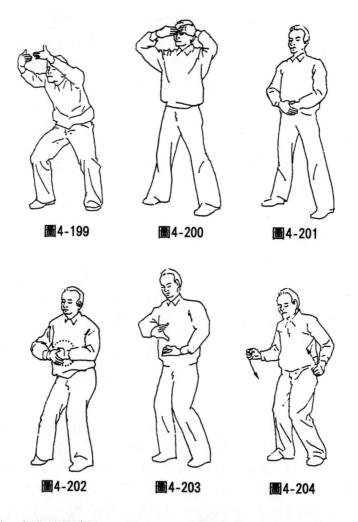

圖4-199　　　　圖4-200　　　　圖4-201

圖4-202　　　　圖4-203　　　　圖4-204

拳，拇指腹壓住食、中指甲，五指鬆蜷成圈，左右交替上下縱
向劃圓如打鼓若干次（圖4-204。此式動作可大可小，可快可
慢，還可配合前進步伐），再反向劃圓如提水若干次（圖4-

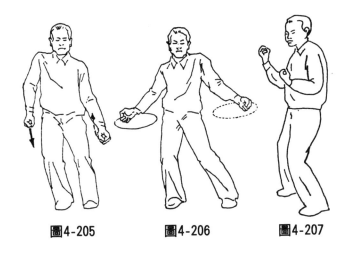

圖4-205   圖4-206   圖4-207

205。此式動作可小可大，可疾可緩，還可配合後退步伐），
兩拳左逆右順旋腕劃圓如硯墨若干次（圖4-206），並由下而
上螺旋上升旋腕劃圓至胸（圖4-207），再左順右逆、由上而
下旋腕劃圓至胯（圖4-208），加大搖擺扭動幅度，兩手由拳
變掌，左右交替向下丹田摟氣各若干次（形如太極「摟膝拗步」
。圖4-209），兩手向中丹田摟氣各若干次（形如太極「搬攔
捶」。圖 4-210），兩手向上丹田貫氣各若干次（形如太極
「雲手」。圖4-211），加大轉腰幅度，向右後轉體最大限度
，兩臂陽掌側平伸（圖4-212），屈肘收臂，兩手向上丹田合
掌貫氣（形如太極「倒攆猴」），同時身體回正（圖4-213）
，再向左後轉體最大限度，如法反向重複上述「倒攆猴」動作
，如此左右交替各重複若干次。

終止轉體動作，由圖4-213合掌上舉（圖4-214），兩手
左右側落，於腹底陽掌交叉（圖4-215），沿前身中線側掌
（手心向內）提氣上舉，再側落交叉於腹底，如此作楊式太極

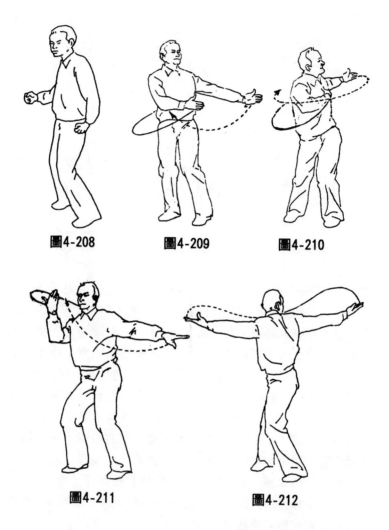

圖4-208　　　　圖4-209　　　　圖4-210

圖4-211　　　　　　圖4-212

「十字手」若干次（圖4-216。每次兩手應前後交替換位），
由圖4-217兩臂側展上舉，立掌（手心向外）十字交叉（圖4-
218），兩手沿前身中線向下丹田降氣至腹底，再兩臂側展上

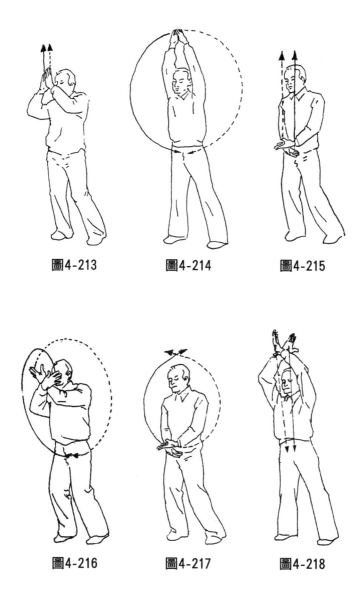

圖4-213　　　　　圖4-214　　　　　圖4-215

圖4-216　　　　　圖4-217　　　　　圖4-218

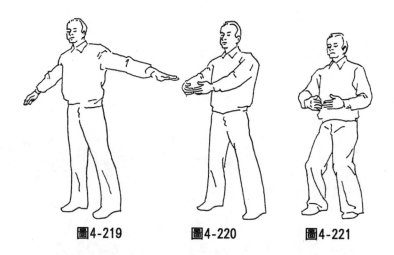

圖4-219　　　　圖4-220　　　　圖4-221

舉，立掌十字交叉，如法重複上述吳式太極「十字手」若干次
（每次兩手前後要換位）。

　　減弱舞動，由圖4-217兩手陰掌側展同臍高（圖4-219）
，向下丹田抱氣前合（圖4-220），中指點臍後，再側展抱氣
前合，如此反覆向下丹田收氣若干次，直到終止舞動，兩臂抱
圓，勞宮照臍，屈膝作三圓式站樁片刻（圖4-221），最後兩
手重疊按臍，稍事靜養，垂手收功。

　　本樁功法舞蹈性強，可在音樂伴奏下進行（一般節奏明快
的樂曲，如倫巴舞曲等均可），也可按拍節計數進行。該功不
拘泥於形式，重創新於自然，功者在掌握了上述要領之後，可
按照自己的需要與愛好，自編自創新功法。能夠自控者，還可
由外動引內動，轉練自發功。

第五章
抗老坐功功法
特點和練功要領

　　抗老坐功是人體在相對靜止條件下，通過身心放鬆活動，誘使大腦皮層進入半睡半醒的自控性抑制狀態，為戰勝疾病，康復機體創造一個安靜舒適的內外生理環境。

　　坐功姿勢分直坐與盤坐。直坐即坐凳子，要求臀部靠前，空出陰部；足、膝、臀三部位均成直角；兩足外緣同肩寬；雙手陰掌放在大腿上（圖5-1）。盤坐分自由盤、散腿盤、小單盤、大單盤、小雙盤、大雙盤共六種。自由盤是右腿壓住左足、左腿壓住右足或相反（圖5-2）。散腿盤是左足踵抵於會陰部、左足掌貼住右大腿，右足踵抵於左踝解谿穴、右足掌貼住左小腿或相反（圖5-3）。小單盤是左足墊在右小腿下，右足放在左小腿上或相反（圖5-4）。大單盤是右足墊在左大腿下、左足放在右大腿上或相反（圖5-5）。

　　小雙盤是小單盤後再把下面一足扳到上面小腿上（圖5-6）。大雙盤是大單盤後再把下面一足扳到上面大腿上（圖 5-7）。直坐和盤坐均要求：頭正身直，腹實胸寬，臀略向後，腹稍向前，身微前傾，鬆靜自然。

　　盤坐手勢以掌根搭膝、勞宮懸空為最佳（如圖5-4），此種姿勢兩臂與軀幹構成三角支架，整個坐姿形同椎體，底盤穩固，既有利於保持上身正直，又有利於勞宮氣體交換。其它手

勢有：①兩手相握，拇指交插，虎口相對，掌心向內，腹前指掐子午印（如圖 5-2，左手拇指端掐住左手中指上節之午位，右手拇指插入左手內、掐住左手無名指根節之子位或相反。）②兩手重疊，掌心向上，腹前拇指對接成圓印（如圖 5-3）。③兩手重疊，掌心向上，腹前拇指對接成平印（如圖 5-5）。④佛掌胸前合十（如圖 5-6）。⑤兩腕陽掌搭於膝端，拇、食指對接成圈（如圖 5-7。此手勢又稱「五心朝天」）。⑥任選其它手勢。

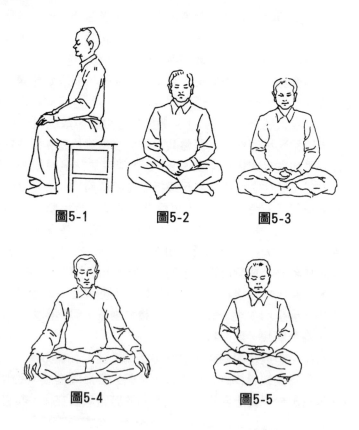

圖5-1　　　　圖5-2　　　　圖5-3

圖5-4　　　　　　圖5-5

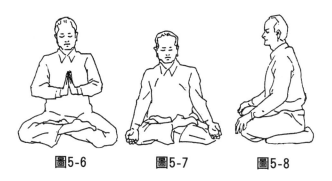

圖5-6　　　　圖5-7　　　　圖5-8

　　以上七種坐法，直坐容易放鬆，故為人們所樂於接受；自由盤比較適合常人習慣，但此勢雙膝懸空，底盤不穩，久坐上身難以保持正直；散盤、單盤和雙盤，均有一定難度，但這幾種坐勢因其雙膝落實、底盤穩固，久坐上身不易傾斜，有利於任、督二脈氣血環流。

　　抗老坐功強調練盤坐，因為盤坐（尤其是雙盤坐）兩腿互相盤繞擠壓，氣血運行阻力較大，髖、膝、踝關節的鍛鍊強度很高（超過一切動功），需要付出艱苦努力，練出很高功夫，兩腿才能渡過痛麻關。如果能把兩腿盤起來，又能使氣血暢通無阻，兩腿必然健壯有力。俗話說：「人老先從腿上老」，兩腿健壯有力，對於延緩衰老，尤其是對於預防老年人頭重腳輕、行立不穩等症狀，意義重大。

　　練盤坐應先從散腿盤練起，由三五分鐘開始，逐漸延長至半小時，兩腿不麻即算初步過關，然後再依次練小單盤、大單盤、小雙盤、大雙盤。

　　盤坐宜在通氣良好的室內床上進行，力避外界干擾和驚功；功前應寬衣解帶，最好脫去下衣，坐於枕上，兩腿酌情覆蓋，以減少下肢氣血運行阻力。收功時要鼓漱吞津，導入下丹田

，並充分按摩兩踝解谿穴。

練靜坐功，不管練哪種姿勢，都必須鬆靜自然。姿勢坐定後，身上別拿勁，心裡別想事，口腔輕閉，舌舐上顎，垂簾閉目，收縮視聽，把心思完全集中在呼吸導引上。吸氣時將氣吸至胸丹田，不要故意擴胸；呼氣時將氣由胸丹田循任脈向下導引至腹丹田，不要故意鼓腹；呼吸要自然，意念要恬淡，每次呼氣都要淡淡想著「氣沈丹田」，並稍微留意心口窩有無下沈之感，有則有之，無則不求，清靜無為，聽其自然。呼吸導引要心息相依，意氣相隨，意念一刻也不脫離呼吸，如果思想開了小差，應及時收回。

練靜坐功需要有耐心，絕對不能性急，不能追求氣感反應。只要能按照上述要領堅持天天練，練久了腹部就有可能出現溫熱感；腹熱一旦出現，應即停止呼吸導引，改為意守下丹田，守住腹部熱氣團，讓丹田氣自然生發；如果腹熱消退，則重新恢復呼吸導引。經過反覆修練，丹田氣（腹部磁共振能量）就會愈聚愈強，練到一定程度，便會產生能級躍遷，出現自發通督，形成真氣循任督二脈周天環流等氣感反應。

真氣通督為自發功，它是丹田真氣生聚壯滿的必然結果，不以人們意志為轉移。在通督過程中，常因丹田真氣力量不足，在尾閭、夾脊、玉枕（腦戶）等處受阻，尤其在遠離下丹田的腦戶之處，往往需經多次反覆，才能通過。

遇此情況切勿性急，除非憋的難忍，不要輕易運用意念或默誦真言，搞人為地以意領氣，強行引氣通關。當真氣受阻退下來時，意念也要隨著退下來，繼續守護下丹田，耐心聚積力量，等候再次通關。

在丹田真氣力量不足的情況下，如果濫用意念，勉強引氣通督，那也只能是意通、假通，不是氣通、真通，如此通督，

效果不好，而且容易出偏中邪。

通督感應因人而異，有的先從會陰跳動或尾閭發癢開始，有的則從命門或夾脊發熱開始；有的熱流在尾閭、夾脊、腦戶等處出現滯留或消退，有的則逆流而上，直抵百會；在真氣通過腦戶時，有的頭腦發緊、發脹，甚至出現強烈轟鳴現象，有的則無此感覺，或只有輕微振顫；真氣到達百會後，有的盤繞旋轉，經久不下，甚至頭部出現搖動，有的則不停或稍停，旋即循任脈降回下丹田；真氣通督後，有的循任督二脈周流不息，行止自如，有的則走走停停，斷斷續續；在通督過程中，有的出現涼、熱、癢、麻、大、小、輕、重等感觸，有的則不出現或很少出現這些感覺；如此等等，不一而足。

督脈位於脊髓神經中樞，直通大腦，真氣通督對於調節高級神經中樞和開發大腦潛能，意義重大。磁共振能量一旦進入大腦，人類大腦已經退化的感磁功能，亦有可能重新被激活，有的人因對電磁波產生感應而出現超常感知能力。

練靜坐是否出現真氣通督，取決於入靜程度和經絡敏感程度，不是人人都能出現。真氣通督同人體健康的關係，情況也不盡相同，功中出現真氣通督和周天感應者，多數人康復較快，少數人效果不明顯；有些人功中雖無通督和周天感應，但健康狀況卻有明顯改善。

因此，不應把真氣通督作為練功成敗的唯一標準去追求，衡量坐功成敗的唯一標準是身體好、不生病。

練靜坐常有下列現象出現，需要正確對待：

一、初練靜坐，通常會出現雜念和昏睡兩種現象，一般先是心猿意馬，郤靜不能，及至雜念減少後，則又容易出現昏沈入睡。對付雜念的根本辦法是及時收心滅念，古人云：「不患念起，唯患覺遲，念起是病，不續是藥」，意思是說，練功不

怕有雜念，就怕有了雜念不及時糾正。對付昏睡的辦法是順勢安眠，睡醒了再練。

在睡眠充分的條件下，練靜坐一般不會出現昏睡；如果每練每睡，長期糾正不了，則說明大腦皮層自控性保護抑制難以建立，出現此種情況，一般不宜繼續再練靜坐。

二、練盤坐在渡過了腿麻關之後，由於經絡暢通，胞中（指少腹生殖器官，任督沖三脈起源處）氣血充盈，性腺分泌功能增強，有些人功中容易出現性興奮（古稱「活子時」），這是一種正常的練功反應，它標誌著練功已開始進入煉精化氣階段。遇此情況，為了防止陰精下泄，應即運用舐、撮、閉、吸法——舌抵上顎、撮提肛門、閉目上視、用力吸氣——進行排解，吸氣時引氣由會陰沿督脈上升至百會，呼氣時引氣由百會循任脈下降至會陰，如此周而復始，反覆進行，直到性興奮完全消除，再恢復正常練功。

三、隨著入靜加深，有些人還會出現某些動象，如身軀搖晃、肌肉震顫、流淚打嗝、腹鳴虛恭等等，這些都是練功有成、體內氣機發動的表現，不必擔心，也不必管它，隨著功夫長進，此類現象自會消失。如果出現大動失控、氣機亂竄、胸悶憋氣、寒冷打顫、頭暈腦脹、心慌意亂等症狀，那就是練功出了偏差，應即停功糾正。

四、坐功練到靜極時，由於大腦皮層抑制和腦細胞惰性興奮，有些人還會出現某些良性幻景，如高山、大海、白雲、鮮花和五顏六色的光線、光環等，此種現象亦屬正常反應，只要對幻景不加理睬，不驚奇，不留戀，不追求，不久幻景也會自行消失。如果功中出現神仙鬼怪之類的惡性幻景，則預示練功可能出偏，亦應停功糾正。

抗老坐功的練功過程，分為呼吸導引和自發通督前後兩個

階段，其中呼吸導引又是練好坐功的前提和基礎。呼吸導引採取有意參與的自然呼吸法，吸氣時外氣進入胸丹田，同脾胃運化之水穀精氣，結合成為後天宗氣，胸部略微擴張；呼氣時後天宗氣由胸丹田循任脈向下沈入腹丹田，以滋補先天元氣，腹部略微鼓脹；以此借助膈肌上下升降，對腹腔產生鼓盪作用，促使丹田氣機發動，誘發腹部磁共振，產生腹熱，為真氣自發通督奠定物質基礎。

　　如果這步功練不好，其後之真氣通督、周天感應等，均無從談起，練功效果將大受影響。

　　呼吸導引要求呼吸既要自然，又要有點深度；意念導引要求用意既要恬淡，又要有點濃度；呼吸若無意念導引，完全聽任自然，練功容易落空；呼吸過於引深和用意過濃，練功則又容易出偏。恰到好處的呼吸力度和用意濃度是：「呼吸以自然為主，稍加引深；用意以恬淡為本，若有若無」。這一原則需要根據各自練功體會，在鬆靜自然的前提下，參悟運用。

　　呼吸導引的關鍵是呼氣時引氣向下，疏通任脈，氣沈丹田。我國歷代養生學家，不論道家、佛家或儒家、都把「氣沈丹田」作為氣功修練之圭臬（法規），他們認為，氣沈丹田具有補中益氣、滋腎培元、回陽固脫、強身保健之功效，是實現「後天養先天」和「後天返先天」（返老還童）的重要途徑；認為丹田是滋養全身的重要部位，有「呼吸出入繫乎此，陰陽開合存乎此；無火能使百體皆溫，無水能使臟腑皆潤」等說法。

　　腹丹田泛指臍下至恥骨聯合上方之區間，為人體經絡氣血之調控中心，其具體部位各有見解，眾說不一。《中國醫學人辭典》認定：「人身臍下三寸曰『丹田』，為男性之精室，女性胞宮所在地，可為修練內丹田之地」。每個人的功夫高低不

同，丹田氣感反應的位置、面積和力量也不同，功者不必拘泥於某一具體穴位，只要臍下發熱，就是丹田氣動了。

腹部發熱是丹田氣功（磁共振）的標誌和真氣通督的基礎，也是修練抗老坐功的關鍵環節。如果長期靜坐不出現腹熱，可在呼氣時試練「噗」字功訣，同時運用意念，設想小腹為一煉丹爐，用「噗」字功訣之能量（「噗」之發音由唇噗出，猶如槍彈出鎗，產生後座力，推動膈肌下降），向爐內加氧（古稱「橐籥之風」或「武火」），以增強腹部鼓蕩作用，誘發丹田氣動，產生腹熱。腹部一旦發熱，應即停練「噗」字功訣和意念導引，改為意守丹田，守住腹熱，靜候真氣自發通督。

呼念「噗」字功訣，務必輕鬆自然，要放鬆口唇，使氣流自然衝出，自然閉合，不要故意使口腔鼓氣噗出聲音，也不要故意保持「噗」字口形，控制呼氣，使氣流延長。

意念導引要恬淡虛無，只需在呼念「噗」字功訣時，稍微留意腹部活動情況即可，感到氣流向下沈降多少算多少，不要故意鼓腹向下丹田降氣。呼念「噗」字功訣，唾液（古稱「金津玉液」）分泌增多，要及時咽下，並導入下丹田；隨著功夫長進，唾液還會逐漸變甜、變香。

經過上述長期修練，仍然不出現腹熱者，若於健康有益，還可繼續練下去，否則，不宜勉強再練。

第六章
怎樣練好抗老功
——練功問答選

一、抗老功有何特點？

抗老功的基本特點是動靜結合、身心雙修，修身在動，養心在靜，能動能靜能長生。

抗老功由動，靜兩種功法組成。動功的特點是：小動量、低強度、長功時、慢速度和意念參與動作（即「形意導引」）。靜功的特點是：清淨無為，鬆靜自然，練出似睡非睡、似醒非醒的大腦自控抑制功能，人在這種功能狀態下，腦細胞分解代謝（釋放能量）減少，合成代謝（儲存能量）增多，這對大腦中樞神經的休息與調節極為有利。

抗老動功是人體在清醒狀態下的健身活動，功法簡單，容易掌握，老少咸宜，人人可練，練必受益，不會出偏。抗老靜功是人體在不完全清醒狀態下的練神活動，功法難度較大，短時不易掌握，練功必須絕對鬆靜自然，嚴禁以意領氣和多功雜練，否則容易出偏中邪。

動功為靜功之基礎，靜功為動功之本源。真正的功夫在靜中生發，在動中展現。但要練出真功夫，首先必須是真正的人——道德高尚之人，唯大德高賢之士，方能叩開修真之門。因

為只有道德高尚之人，才能夠保持清心寡慾（酒、色、財、氣四戒皆空）的氣功態。

二、抗老功的理論基礎是什麼

抗老功的理論基礎是古典的中醫經絡氣化學說和現代醫學理論相結合。

經絡是古人根據練功入靜後、氣血運行的直接感受總結標定出來的，因無解剖根據，長期以來一直是個有爭議的問題。1985年中國科學院生物物理研究所祝總驤教授等，用隱性感傳、低阻抗和高振動音等三種方法，在人體測出14條寬約一公釐的經絡線，同古典文獻記載一致，並用同樣方法測出植物體亦有經絡存在。經絡在人體被認為是調控系統之一，在氣功狀態下，它對電磁活動的調控與感應尤為靈敏。堅持以疏通經絡為主的氣功鍛鍊，有利於健康長壽、防衰延老。

中醫氣化學說認為，人體真氣有先天、後天之分，先天氣為父母所遺傳，後天氣為呼吸之氣和飲食水穀之氣所化生；先天氣因外感六淫、內傷七情而日益耗損，需要後天氣補充滋養，補養得愈充分愈好。抗老功從這一學說出發，強調外氣內收，強調用外氣補充內氣，強調人體同大自然充分進行能量交換。

三、練好抗老功能使人體誘發磁共振嗎

用脈沖射頻方法在人體引發磁共振的技術，現已用於臨床。不用儀器、只用練功方法，能否在人體誘發磁共振，尚待科學檢測和論證。從理論上講，負電子繞原子核旋轉和自轉所形成的分子環流，是物質磁性之本源；凡帶電荷的物質在空間旋轉，均產生磁場。

人體是具有磁性物質的生物體之一，本身就是個弱磁場，

練功時體內的磁性物質，在磁場作用下，能夠迅速形成低能態順磁排列，此時若能遇到一種與其運動頻率相同的外力、外氣，人體內的磁性物質就有可能從低能態順磁排列，轉化為高能態反磁排列（即核磁共振）。我們生活的周圍空間（大氣層），有很多低頻能量（如光照、溫度、濕度、磁場、射線等），練功時人體在意念作用下，定向緩慢地升降開合運動，有可能同某種外氣、外力的運動頻率巧合而引發磁共振，產生熱、脹、麻、癢、動等練功效應。

四、抗老動功強調意念暢想，意義何在

抗老動功的意念暢想活動，是把人體向大自然攝取能量的複雜的生理生化過程，簡單化和理想化為超時空的美好意景，其作用是：①寓練功於暢想之中，達到以樂遣憂，實現「樂者壽」。②以暢想代亂想，達到集中精神，排除雜念，促使練功迅速入靜。③以心理促生理，達到建立條件反射，實現意識反饋，增強氣感反應，提高練功效果。

「樂者壽」是我國古代養生學的至理名言，它千真萬確地一語道明了良性心態與健康長壽的密切關係。我們知道，人在快樂時，由於大腦放鬆，植物神經功能協調，體內可分泌多種激素、酶、乙醯膽鹼等，這些有益的活性物質，能夠促進血液循環，興奮神經細胞，提高代謝水平，使人體內分泌及神經、體液調節等生理生化過程，都處於最佳狀態，不但有益於健康，而且能夠創造出目前醫學所無能為力的種種奇蹟。而人在憂愁時，由於大腦緊張，交感神經興奮過強，會引起一系列生理上的應激反應，影響人體正常功能。

如憂傷可使大腦海馬興奮性增強，引起腎上腺皮質分泌過多的皮質醇，抑制細胞免疫功能；而激怒則可使小腦扁桃體興

奮性增強，引起腎上腺髓質分泌過多的兒茶酚胺等，導致心跳加快，血壓升高，等等。

抗老功的意念暢想活動，看似可笑，實為可貴，它能使你從功前緊張的精神狀態下解脫出來，並迅速向良性心態轉化，使人很快樹立起練功信念，並迅速獲得良好的練功效果。

古人把這種練功信念同練功效果之間因果關係，概括為「信則靈」。

信念是人的意志、知識、理想等意識形態的集中體現，一個信念堅定之人，為實現其崇高理想，能夠百折不撓，勇往直前，不達目的，決不罷休。修練抗老功，也必須具有堅定不移的信念，有了這種信念，才有可能變精神為物質，以心理促生理，練功才能持之以恆，事半功倍。

五、抗老功對於外氣、內氣的基本概念是什麼

所謂外氣，是指人類賴以生存的大氣層，包括空氣和天、地、萬物所釋放的對人體有益的低頻能量。所謂內氣（真氣），是指人體生命活動所產生的生物能量，包括有形的微觀物質和無形的能量信息流，這些生物能量，在氣功意念作用下，能夠通過輸穴發放到體外，作用於物質，並產生物理效應。已知發放到體外的氣體有受低頻漲落調制的紅外輻射、微粒流、電磁波、生物場、冷光、次聲等信息（這些信息是真氣的實體還是真氣的載體，尚待多學科深入探索和揭示），其中次聲具有傳播快、傳播遠、易穿透、衰減小等特性，被認為是內氣外放產生物理效應的重要因素之一。

古人憑藉練功直覺，對於真氣實質的揣測與猜想，同今人對真氣的科學檢測，亦頗多相似。例如，古人把真氣的氣字書

為「炁」（「灬」為火字之異寫），寓意真氣為無火之能量，或無形無象之能量；又如，≪老子‧道德經≫把真氣描述為「恍兮惚兮，其中有物；窈兮冥兮，其中有精；其精甚真，其中有信……」，意思是說，真氣是一種看不見、摸不著，但擁有能量、載有信息的物質實體。

六、抗老動功為何強調深慢呼吸

因為深慢呼吸能夠增大肺泡通氣量，有利於肺內氣體交換。

我們知道，只有把空氣吸入肺泡，才有可能使空氣中的氧與血液結合，實現肺內氣體交換；而我們每次吸入的空氣，並不都能進入肺泡，其中一部分（成人大約150毫升左右）是停留在沒有氣體交換功能的呼吸道內，呼氣時首先又把它們排出體外。因此，在單位時間內，呼吸愈深慢，進入肺泡的氣體就愈多。據測試，成人如果每分鐘呼吸8次，每次吸入的氣體約為1000毫升左右，其肺泡通氣量為$8 \times (1000 - 150) = 6800$毫升左右；如果每分鐘呼吸32次，每次吸入的氣體約為250毫升左右，其肺泡通氣量為$32 \times (250 - 150) = 3200$毫升左右。顯然，在一定限度內，深慢呼吸遠比淺快呼吸更有利於肺內氣體交換。但是，深慢呼吸必須經過鍛鍊，逐步形成，不能操之過急、憋氣求慢。

呼吸故意用力憋氣，由於胸腹內壓過高，會影響正常的肺通氣／血流比值，反而會導致體內氣體交換不足。

七、抗老功有幾種呼吸類型

主要有以下三種：①逆腹式呼吸，即吸氣時胸廓擴張、腹部內收，呼氣時胸廓回位、腹部隆起。此種呼吸肺泡通氣量大

，能夠較大限度地吸氧排碳。

②腹式呼吸，即吸氣時腹部隆起，呼氣時腹部回縮，胸部在呼吸過程中，活動不明顯。此種呼吸膈肌升降幅度較大，對消化系統有一定的擠壓按摩作用。

③自然呼吸，即吸氣時胸廓略為擴張、腹部略為隆起，呼氣時胸腹同時回位。此種呼吸最為省力，正常成人在安靜狀態下，多為自然呼吸。

抗老功依其功法不同，交替使用上述三種呼吸。外功和拳功因動作與呼吸相配合，吸氣時又因上肢升展，帶動胸張腹縮，呼氣時因上肢降合，促使胸縮腹張，這樣一種運動生理條件，決定了其呼吸類型必然是逆腹式呼吸。站功因多數動作不配合呼吸，故以自然呼吸為主，少數配合呼吸的動作，在上肢升展條件下進行的，自然是逆腹式呼吸，在上肢降合條件下進行的，自然是腹式呼吸。坐功以放鬆、入靜、貯能為主，其呼吸類型主要是自然呼吸。

八、抗老功的五個功法每日是否全練為好

如果健康狀況正常，抗老功的五個功法，最好每日能夠堅持都練一遍。年老體弱者，可量力而行，酌情選練。

我國傳統氣功，主張外練筋皮、內練一口氣，主張動靜結合、內外兼修，主張練精化氣、練氣化神、練神還虛等（精指形體，氣指功能，神指意識，虛指清靜），就是說，要通過不同練功層次，進行全面鍛鍊。

抗老功的五個功法，各有鍛鍊重點，臥功、外功重點練形（練精化氣），拳功、站功重點練氣（練氣化神），坐功、站樁重點練神（練神還虛）。每日五功全練，就是具體落實動靜結合，全面鍛鍊。

九、抗老功的選功原則是什麼

抗老功的選鍊原則是：辨證施功，動靜相兼，動功多選，靜功宜單。

所謂「辨證施功」，即對症選功。抗老功的所有功法，都是以某種頻率和強度的刺激量作用於人體，以引起生理上的相應變化，只要對某種刺激量感覺良好，對健康都有益處。

所以，良好感覺是檢驗某一功法是否對症的唯一標準。自己感到練哪種功好，就練哪種功，如果感覺不好，就不要勉強再練。初學乍練，因不適應，肌肉產生酸痛反應，則是正常的──肌肉酸痛是因為組織缺氧，葡萄糖不能充分氧化（燃燒），Ａ、Ｔ、Ｐ不能充分合成，細胞代謝的能量需求，主要靠糖酵解（發酵）來補償，而糖酵解會伴生大量乳酸，使體內酸、碱度比值等生化指標失衡，這就是缺乏鍛鍊之人，在練功初期出現肌肉酸痛的根本原因，這一現象經過鍛鍊，自會消失。

所謂「動靜相兼」，即動功、靜功都要練，兩者不可偏廢。我國傳統氣功，歷來主張動靜結合，身心雙修，但有些人卻常常違背這一原則，如一些愛動不愛靜的人，練功往往重動輕靜，而另一些愛靜不愛動的人，則又常常重靜輕動。這兩種偏向均應糾正，尤其是那些愛靜不愛動的肥胖人，更不宜棄動求靜。過去有些僧侶死於坐禪，被譽為「虹化升天」，其實是由於長期迷戀靜坐，交感神經長期過分抑制，最後導致心力衰竭而身亡。

古人云：「靜能養神，動能練形，能動能靜，方能長生」。古今練功經驗都證明：只有動靜結合，練功效果才好。

所謂「動功多選」，即動功要盡可能多選多練。因為動功入靜程度較淺，掌握某一功法較為容易，各功之間也不相互干

擾，多選多練可使人體得到多方鍛鍊，產生多種適應能力，同時也便於在博學衆長基礎上，精選出適合自身需要的重點功法，通過練功實踐，融會貫通，創新發展，最後形成適合自身特點的一套練功方法（抗老功就是在此基礎上逐步形成的）。

　　所謂「靜功宜單」，即在一定時間內靜功只能練一種。因為靜功入靜程度較深，掌握某一功法比較困難，通常需要較長時間才能建立起條件反射，如果朝三暮四，多功雜練，各功相互干擾，結果是哪一個功法也練不好，搞不好還容易出偏中邪。

十、如何具體落實「動靜相兼」的練功原則

　　最好的辦法是固定動、靜功練功時間。根據正常成人日常生活的一般規律，早晨精力充沛，宜到室外練動功；晚上精力較差，宜在室內練靜功。朝動暮靜的練功方法，可使動、靜功間隔拉開，互不干擾，有助於提高練功效果。

　　練好氣功不僅需要定時定量地堅持天天練，還需要在日常生活中自覺養成生活氣功化的良好習慣。這方面古人有很多行之有效的寶貴經驗可供借鑑，像≪養生十六宜≫和≪十叟長壽歌≫以及武術界倡導的「行如風、站如松、坐如鐘、臥如弓」等等，都是一些簡單可行的好方法。

十一、抗老功強調多選多練動功，是否有違「法貴於精」

　　古人在講「法貴於精」時，大都同時又講「法無艮莠，契機者妙」。此論言之有理。我國氣功有數千種之多，五花八門，無奇不有，各有道行，各有千秋，它們都是古人健身經驗之總結。但要從中選出最適合自身需要的功法（契機者），只有通過練功實踐，多選多練，才有可能選準。

功法一經選定後，就要堅持鍛鍊，精益求精，練出真功夫。所以說，抗老動功的「多選多練，博學精選」原則，同古人倡導的「法貴於精」並不矛盾。

十二、學練抗老功是否要按書列順序進行

不一定。書列順序是練功順序，不是學功順序。抗老功的書列順序，是根據正常成人日常精力變化，合理編排的日練功序，其特點是：鍛鍊強度由高到底，鍛鍊層次由低到高（由動到靜），這一功序人人適用。抗老功的學功順序，則應根據學功人的不同年齡和健康狀況，按照先易後難的原則，因人制宜地進行學練。年輕體壯者，因其運動功能較好，學功一般可按書列順序進行；年老體弱者，因其運動功能衰退，學功一般應從難度較小的站功學起，俟其運動功能改善後，再進一步學練拳功和其他功法。

十三、抗老功的運動量如何掌握

抗老功以低強度、小動量、慢速度、長功時為其修練總則，每次練功，其運動量的掌握，應以自我感覺良好（功中不感到疲勞，功後感覺舒暢）為原則，在這一前提下，體力好時多練，體力差時少練，根據健康狀況，及時調整變化。在健康正常的情況下，練功應定時定量，一般每日早晚宜各練一次、每次一小時左右為宜；如欲提高練功效果，可於晚飯前加練一次動功，早晨起床前加練一次坐功。每日練功的時間、功序、強度等，列表於後供參考。

現代運動生理學研究認為，正常成人運動心率在120～140次／分之間時，心搏輸出量最大，各組織器官的供氧和營養等代謝情況最好，故被認為是最佳運動心率。中老年人因心

練功時間、功序、強度參考表

練功時間	練功場地	練功順序	每遍功時	功中脈搏／分
早	室　　內	臥　　功	15分左右	90次左右
飯	室　　外	外　　功	45分左右	100次左右
前	室　　外	拳　　功	20分左右	90次以下
晚飯前	室　內　外	站　　功	60分左右	80次左右
晚睡、早起前	室　　內	坐　　功	各60分以上	70次以下

血管功能降低和代謝緩慢等，其最佳運動心率為170減年齡，如70歲的人，運動後即刻脈搏為170－70＝100次／分左右。

　　抗老功的正常運動心率（如下表），對一般老年人足夠了，中、青年人和健壯老年人，如感到不足，可在早晨臥功之後、外功之前加練慢跑，其速度中年人最好將脈搏控制在120次／分左右，一般以微汗（身上發潮）、微喘、不覺疲勞為宜。慢跑之後要散步，在散步行進中，按前、正、後、正、左、正、右、正順序，反覆轉動頭頸，待呼吸完全平靜後，再轉練外功。

十四、為什麼強調中老年人多練外功

　　1.外功鍛鍊全面。抗老動功就練形而言，站功主要鍛鍊上肢，拳功主要鍛鍊下肢，只有外功是全身鍛鍊。外功有站、走、蹲、跳、抻、拉、蹬、踹、拍、打、搓、揉等幾十種動作，人體各個部位幾乎都能活動到。

　　2.中老年人由於精力日減，活動漸少，運動器官缺乏鍛鍊，不僅容易導致骨質疏鬆、肌肉萎縮、關節僵硬等外科疾病，而且還容易導致內臟器官代謝障礙，各種內科疾病，均易發生

。多練外功，經常活動，可少生病。

3.人到老年，關節活動幅度愈來愈小，行動日益遲緩，外功大幅度地抻拔筋骨，能夠拉長關節周圍的肌肉和韌帶，可有效地減緩上述衰老進程，使老人筋骨硬朗，行動方便，生活自理。

4.外功一方面通過強度較高的定步動功，使脈搏迅速達到最佳運動心率，另一方面又通過低強度的散步按摩，使心率迅速恢復平靜，這種張弛交替、站走結合的練功方法，對心臟極為有利（運動時心率馬上加快，運動後心率很快減慢，是心臟健康的標誌）。心血管功能正常，是老年人健康的首要問題。

5.外功是拳功的基礎，拳功的一些高難性動作，大都脫穎於外功，如不練好外功大動作、大力度的基礎功夫，很難進一步練好拳功大動作、小力度的高深功夫。

十五、抗老外功的靜力運氣功法，心臟病患者能練嗎

能練。因為靜力運氣功法同日常生活中打哈欠、伸懶腰差不多，是一種正常的生理活動。

當人體伸展、屏氣時，由於伴隨哼哈之聲，可使胸腹內壓得到適當調節，不像潛泳那樣長時間用力憋氣，故不會給心臟帶來危害。恰恰相反，肌肉靜力收縮能夠提高肌張力，加速肌肉間隙中的靜脈回流，減少下垂肢體氣血瘀滯，改善血液和淋巴循環，加快軟組織的氧化和還原過程。

呼吸相應屏氣，能夠影響血液化學成分，興奮呼吸中樞，增大肺泡通氣量和肺血流量（即心輸出量），改善體內供氧。兩者結合，能夠有效地改善心、肺功能。

十六、抗老拳功與太極拳有何異同

太極拳是我國動練氣功發展的高峰，它要求手、眼、身、步、心、神、意、念全面協調鍛鍊，動作雖然複雜難學，但一經掌握，就會變化無窮、妙趣橫生，其它動功都無法同它相比。

抗老拳功繼承了太極拳動中求靜、氣勢連貫、意領身隨、形神俱練等基本精華。兩者的區別主要是：①在功理上，抗老拳功以真氣運行，取代太極拳的攻防技擊。②在動作上，抗老拳功以升降開合取代太極拳的掤捋擠按。③太極拳要求「尾閭中正神貫頂」，要求肩、胯同向運轉，不得彎腰、低頭、仰面、轉頸等；抗老拳功則要求椎體作全方位、大幅度地屈伸回環運動。④太極拳要求「先求展開，後求緊湊，緊小脫化，有意無形」；抗老拳功則要求在用力輕柔的前提下，盡可能使動作舒展開放。

十七、抗老拳功為何強調練好預備式

因為：①抗老拳功屬於輕功之列，它要求一開始就要有身輕如飛的意境，而預備式利用閉目、放鬆所產生的晃動和漂游感，能夠使人很快進入此境。②抗老拳功是動靜兼修功，按照傳統說法，靜為動之源，動為靜之流，欲使流清，必先澄源。抗老拳功的預備式為靜功，位於十二段動功之首，練好預備式，也就是為整套拳功澄源清流，使拳功有一個良好的開端，為練好拳功奠定基礎。

十八、如何把抗老拳功的呼吸與動作配合好

拳功的一呼一吸，同動作的一開一合，是完全合拍的。凡

是升展動作（圖解標定為奇數），均為吸氣；凡降合動作（圖解標定為偶數），均為呼氣。不過，降合動作多因用力之故，常需相應屏氣，故使呼氣往往會延續到下一動作周期的部分升展動作。所以，在配合呼吸時，既要參照圖解，又不能機械照搬圖解。

練功應以不憋氣為原則，動作與呼吸脫節時，允許增加輔助呼吸，隨著功力長進，輔助呼吸會逐漸減少，最後會自然而然地達到呼吸與動作完全協調。

十九、抗老拳功怎樣才能練出「既要動作大、又要用力輕」的功夫呢

1.多練外功。有了外功大動作、大力度的基礎功夫，再練拳功自然就會感到輕鬆、省力。

2.運用意識。練功時要以意導體，以氣運身，時刻把握重意不重力，處處貫徹「用力如抽絲，邁步似貓行」，把拙力僵勁減少到最低限度。

3.分清虛實。練功動作要虛實分明，在虛實轉換之際，注意放鬆，務使每一動作都要有張弛節奏，使整套動作自始至終都處於張弛交替的運動變化之中。

4.深慢呼吸。在按呼吸節律完成動作與意念的協調配合時，吸氣要吸滿，呼氣時要呼淨，在呼吸轉換之際，放鬆自然地屏息運氣。這樣可使體內供氧充分，功後心不跳、氣不喘，自覺輕鬆愉快。

5.勤學多練。俗話說「拳打千遍，其理自現」。只有多練，方可熟能生巧，其中之訣竅，才能逐漸領悟和掌握，上述要領也才能夠逐步理解。

二十、檢測拳功「既要動作大，又要用力輕」的客觀標準是什麼

動作大小的重要標誌是步幅，檢測步幅大小的簡便方法，是固定練功場地和練功起點。在正常情況下，每次練功，其場地前後左右最邊遠的四個落腳點（50動和60動的右腳、150動和168動的左腳），應基本上重合或略大於以前。

用力大小的重要標誌，是運動心率和呼吸頻率。功後即刻脈搏較功前安靜脈搏增加的次數越少，說明心臟每搏輸出量越大，功夫越好。增加10次左右／分為上乘，20次左右／分為中乘，30次左右／分為下乘。呼吸頻率用功時檢測，拳功全部動作共呼吸93次，每遍功時愈長，說明肺通氣量愈大，功夫愈好。15分以上／遍為上乘，12分左右／遍為中乘，10分以下／遍為下乘。

二十一、練拳功為何出汗而不氣喘

練拳功時呼吸深慢，肺泡通氣量大，血液循環加快，體內供氧充分，糖元、脂肪等能源物質充分氧化，貯能分子三磷酸腺苷充分合成，三磷酸腺苷中的高能磷酸鍵大量分解，釋放熱能，細胞代謝加快，二氧化碳等廢物通過汗腺排出體外等，這就是練拳功出汗的原因。

一般體育鍛鍊，出汗時大都伴隨氣喘，抗老拳功是重意不重力的低氧耗動功，儘管動作較大並持續十幾分鐘，然其心率脈搏並無多大變化，呼吸頻率反而比安靜狀態下的自然呼吸還要慢得多（正常成人安靜呼吸為16～20次／分，拳功呼吸為6～10次／分），這就是練拳功不氣喘的原因。

二十二、拳功指腕動作為何左右式不完全相同

拳功左右式動作是完全對稱的，只有少數幾個指腕小動作略有變化，如左式多為坐腕立掌，右式則有幾個屈腕垂掌等。

這樣作的目的，主要是為了向人們提供選功參考，圖解上的兩種練法，可按照各自的意願擇善而取，亦可兩種練法交替運用，以求指腕關節鍛鍊多樣化。

二十三、站功為何以固腎為其修練重點

此問題≪抗老站功功法特點和練功要領≫一文已作回答，這裡謹就固腎與健康的有關論述，作一簡介。

中醫認為，腎主藏精，腎為先天元氣之本（註：中醫腎臟概念包括現代醫學的腎和腎上腺、下丘腦、腺垂體、性腺等內分泌系統以及全部生殖系統）；認為腎虛是導致人體衰老的主要原因，有男八八（64歲）、女七七（49歲）「腎衰天癸竭」之說：認為老人鬚髮變白、牙齒脫落、彎腰駝背、腰腿疼痛、內臟下垂、肢體震顫、頭昏眼花、耳鳴耳聾、健忘多語、反應遲鈍、頭重腳輕、行立不穩等，皆因腎衰和元氣虛損所致。故經常有意識地進行強腰固腎鍛鍊，可使腎中元氣得補，能夠延緩上述衰老現象發生。

中老年人患腎虛腰痛者居多，從現代醫學上講，腰骶部位是人體軀幹連接下肢的橋樑，長期受上身重力衝擊，負載量大，軟組織容易受損。經常活動腰腎，可改善腰骶部位和下垂肢體的血液循環，加快軟組織的氧化和還原過程，有利於防治中老年人常見腰腿疼痛等症。

二十四、站功六字真言是根據什麼選定的

　　主要是根據六字發音的生理機制。「唔、映、哼」三字為鼻韻母，發音時腦腔共振，氣機向上，故把此三字分別定位於命門、夾脊、百會，以同子午周天的「子升於督」相適應。「哈」字為口呼音，「噗、吐」二字為唇、舌爆音，發音時聲浪由口腔爆出，產生一種後座力，推動膈肌下降，氣機明顯向下，故把此二字分別定位於臍中和會陰，連同「哈」字一起，以同子午周天的「午降於任」相適應。

　　氣功真言又稱功訣、咒語、無字經等，不同氣功流派，各有各的真言，它們都是前人和今人根據各自不同的練功體驗總結制定的。氣功真言可以自編，眾多練功之人，時刻都在創編著各自的氣功真言，如有的學虎嘯，有的仿狼嗥，有的學雞鳴，有的學鳥叫，有的小聲哼，有的大聲吼，有的不僅仿效其聲，而且還模擬其形。這些看上去有失大雅、聽起來酷似噪音的奇形怪調，都是練功之人由於自身需要而自發創編的最簡樸、最體貼的氣功動作和氣功真言。

二十五、站功為何在動功之後用站樁收功

　　站功十二樁均由動功和站樁兩種功法組成，其動功部分是通過外動達到內靜，重點鍛鍊運動神經支配的隨意肌；其站樁部分是通過外靜達到內動，重點鍛鍊植物神經支配的非隨意肌。動功之後用站樁收功，能夠內外兼修、全面鍛鍊。

二十六、如何對站樁當中出現的自發功

　　抗老站功並不強調練自發功，但有的人在站樁入靜後，也會出現一些不由自主的肢體活動，這種靜極生動的現象，不僅

在站椿時會出現，而且在靜坐時也會出現。

這些不受意識支配的自發動作，多與疾病有關，如腸胃病患者，大都出現揉腹動作，有的還伴隨大聲呃氣；腰椎病患者，多出現弓腰動作，有的還伴隨激烈拍打；精神抑鬱者，則常表現為聲淚俱下的感情渲泄，等等，隨著功夫長進和疾病康復，自發動作會逐漸減少。

練站椿或靜坐時，一旦出現自發動作，既不要驅使，也不要壓制，務必聽任自然，使其自生自滅。如果出現大動不止，想收功而又欲罷不能時，可用拇指端按壓環跳穴，再用意念暗示收功。暗示無效者，應停功糾正。

二十七、練靜功為何腹部會發熱

對於人體在靜態下腹內生熱這一現象，可以用古典氣功學的「丹田氣」來解釋，也可以用現代物理學的「磁共振」來解釋，或者用其它古今學說來解釋。鑑於人體腹腔磁性物質較多，抗老功用磁共振解釋這一現象，可能更接近於反映事物的本質。

二十八、練靜坐功為何會出現幻景

功中幻景是練功入靜後大腦皮層抑制與腦細胞惰性興奮相結合的產物，其實質同睡夢差不多，只是練功入靜時，大腦皮層不像生理睡眠那樣廣泛抑制，故功中幻景也不像睡夢那樣光怪陸離。正常的氣功幻景都是良性的，反映練功已有成效。如有的出現濛濛如霧的白色光輝，猶如皓月當空，沁人肺腑（古人認為白色為肺臟調和之色）；有的眼前出現金色光環，是因為人體在氣功狀態下，生物光增強、視網膜感光所形成的既幻又真的生理現象；有的印堂（上丹田）出現響動，是因為鼻竇

骨質空腔氣血充盈而引起生理活動，這些微弱的生理活動，由於人體在入靜後大腦聽覺中樞的感受功能提高而被聽到，等等。良性幻景對人體不會帶來危害，只要不為之所動（不驚喜、不留戀、不追求），一般都能很快自行消失，即古人所謂「見怪不怪，其怪自敗」。功中出現惡性幻景者，多半是有精神病史或精神抑鬱、性情孤僻，神經過敏，感覺脆弱，疑心過重等類型的人，這些人最好不要練靜功。

從哲學上講，幻景也是一種意識活動，它是人們以往經歷的變態反映，意識決定人們的社會實踐這一唯物論的認識論原理，依然在起作用。

二十九、何時練靜功最好

按照我國傳統曆法，一日十二個時辰，子為夜半，午為日中，一年二十四個節氣，子為冬至，午為夏至；子午處於陰陽變化的突變點，此時地球運行速度和加速度發生突變，能量釋放驟增，故為練功之良機，其中尤以冬至子時為最佳。

天體運行的不同時段，日、地、月三者相對位置及其引力變化，都會對人體生存環境（如光照、溫度、濕度、磁場、射線等）產生影響。農曆每月十五前後的月盈期，人體內分泌相對旺盛，此時練功也易產生飛躍。

我國古典醫學的《子午流注》，是通過長期觀測和大量臨床實踐，總結創立的「時間醫學」，它明確揭示出人體氣血循環流注的時間是：

子時（23時至1時）主膽，丑時（1時至3時）主肝，寅時（3時至5時）主肺，卯時（5時至7時）主大腸，辰時（7時至9時）主胃，巳時（9時至11時）主脾，午時（11時至13時）主心，未時（13時至15時）主小腸，申時（15時至

17 時）主膀胱，酉時（17 時至 19 時）主腎，戌時（19 時至 21 時）主心包，亥時（21 時至 23 時）主三焦。

國內外學者對子午流注的研究發現：主時經的皮膚電位和光子發射量等，同非主時經有明顯差別；針刺主時經穴位，其電信號出現率高於非主時經穴位；人體日心率最快的時刻，正好是心經所主之午時；腎小球過濾率和腎血流量最高值的時間，也在腎經所主之酉時；氣管阻力及胸腔氣體容積與壓力變化的最大值時間，同肺經所主之寅時相符，等等。

總之，子午流注日益被證實它是人體的一種「生物鐘」現象，按照子午流注和疾病所屬經絡，有針對性的擇時練功，效果尤佳。

三十、練靜功如何避免出偏

練功出偏多在靜功，動功極少出偏。靜功出偏的原因很多，諸如多功雜練、追求異能、功中受驚、用意過度違背鬆靜自然和有精神病史等，其中用意過度最為常見，其次是功中受驚。

為了避免練功出偏，練靜功最好在氣功師具體指導下進行，這樣可把功中遇到的各種情況，尤其是那些艮莠難辨的情況，及時請教解決，可減少盲目性，避免走彎路（在關鍵問題上常常是：老師淡淡一句話，勝過自讀萬卷書）。

在沒有氣功師面授指導的條件下，自修自練靜功，必須絕對遵守鬆靜自然原則，用意寧淡勿濃，嚴禁以意領氣和追求奇功異能；如果功中出現心慌意亂、胸悶憋氣、寒冷打顫、大動失控、氣機亂竄等現象，應即堅決停功糾正。有精神病史者，不要練靜功；精神抑鬱、性情孤僻、神經過敏、感情脆弱、疑心過重等情志欠佳者，要慎練靜功。為了避免驚功，靜功最好

在室內修練，並告誡家人不要大聲喧嘩；遇有雷雨天氣，暫時停練靜功；如果功中遇到意外突如其來的巨響，務必鎮靜，切勿驚慌失措、立即停功，一定要等到心平氣和後，按步就班地收功；收功後如有不適之處，要反覆進行按摩，直到完全恢復正常為止。

修練靜功，難在入靜，而入靜的關鍵又在於用意。用意太弱，不宜入靜；用意過強，容易出偏；不強不弱、恰到好處的用意火候，古人總結概括為：「不可用心守，不可無意求；用心著相，無意落空；似守非守，若有若無，綿綿若存，勿忘勿助」。這一原則言簡意賅、十分精闢，但要真正運用起來，卻又難以掌握。練功火候，玄妙複雜，很多具體問題，難用文字詳盡其妙，加之修練者每個人的情況又各不相同，所以很難將此問題說得明白具體。也正是由於這一原因，自古以來，「聖人傳藥不傳火」，「不將火候著於文」。練功多半要靠「悟性」，靠自己心領神會，精參細語。

最後，拙吟靜功歌訣一首，願同自修靜功者共悟：

頭正身直鼻對臍，肩平胸闊腹放鬆；
閉目內視關元竅，耳聽呼吸細無聲；
心意綿綿靜如水，恬淡虛無真氣生；
周天搬運貴自然，丹田氣滿督脈通。

大展出版社有限公司 圖書目錄

地址：台北市北投區11204　　電話：(02) 8236031
　　　致遠一路二段12巷1號　　　　　　8236033
郵撥：0166955～1　　　　　　傳眞：(02) 8272069

• 法律專欄連載 • 電腦編號 58

台大法學院　　法律學系／策劃
　　　　　　　　法律服務社／編著

| ①別讓您的權利睡著了① | | 200元 |
| ②別讓您的權利睡著了② | | 200元 |

• 秘傳占卜系列 • 電腦編號 14

①手相術	淺野八郎著	150元
②人相術	淺野八郎著	150元
③西洋占星術	淺野八郎著	150元
④中國神奇占卜	淺野八郎著	150元
⑤夢判斷	淺野八郎著	150元
⑥前世、來世占卜	淺野八郎著	150元
⑦法國式血型學	淺野八郎著	150元
⑧靈感、符咒學	淺野八郎著	150元
⑨紙牌占卜學	淺野八郎著	150元
⑩ＥＳＰ超能力占卜	淺野八郎著	150元
⑪猶太數的秘術	淺野八郎著	150元
⑫新心理測驗	淺野八郎著	160元
⑬塔羅牌預言秘法	淺野八郎著	200元

• 趣味心理講座 • 電腦編號 15

①性格測驗1	探索男與女	淺野八郎著	140元
②性格測驗2	透視人心奧秘	淺野八郎著	140元
③性格測驗3	發現陌生的自己	淺野八郎著	140元
④性格測驗4	發現你的真面目	淺野八郎著	140元
⑤性格測驗5	讓你們吃驚	淺野八郎著	140元
⑥性格測驗6	洞穿心理盲點	淺野八郎著	140元
⑦性格測驗7	探索對方心理	淺野八郎著	140元
⑧性格測驗8	由吃認識自己	淺野八郎著	140元

⑨性格測驗9　戀愛知多少　　　淺野八郎著　160元
⑩性格測驗10　由裝扮瞭解人心　淺野八郎著　160元
⑪性格測驗11　敲開內心玄機　　淺野八郎著　140元
⑫性格測驗12　透視你的未來　　淺野八郎著　140元
⑬血型與你的一生　　　　　　　淺野八郎著　160元
⑭趣味推理遊戲　　　　　　　　淺野八郎著　160元
⑮行爲語言解析　　　　　　　　淺野八郎著　160元

・婦 幼 天 地・電腦編號16

①八萬人減肥成果　　　　　　黃靜香譯　180元
②三分鐘減肥體操　　　　　　楊鴻儒譯　150元
③窈窕淑女美髮秘訣　　　　　柯素娥譯　130元
④使妳更迷人　　　　　　　　成　玉譯　130元
⑤女性的更年期　　　　　　　官舒妍編譯　160元
⑥胎內育兒法　　　　　　　　李玉瓊編譯　150元
⑦早產兒袋鼠式護理　　　　　唐岱蘭譯　200元
⑧初次懷孕與生產　　　　婦幼天地編譯組　180元
⑨初次育兒12個月　　　　婦幼天地編譯組　180元
⑩斷乳食與幼兒食　　　　婦幼天地編譯組　180元
⑪培養幼兒能力與性向　　婦幼天地編譯組　180元
⑫培養幼兒創造力的玩具與遊戲　婦幼天地編譯組　180元
⑬幼兒的症狀與疾病　　　婦幼天地編譯組　180元
⑭腿部苗條健美法　　　　婦幼天地編譯組　180元
⑮女性腰痛別忽視　　　　婦幼天地編譯組　150元
⑯舒展身心體操術　　　　　　李玉瓊編譯　130元
⑰三分鐘臉部體操　　　　　　趙薇妮著　160元
⑱生動的笑容表情術　　　　　趙薇妮著　160元
⑲心曠神怡減肥法　　　　　　川津祐介著　130元
⑳內衣使妳更美麗　　　　　　陳玄茹譯　130元
㉑瑜伽美姿美容　　　　　　　黃靜香編著　150元
㉒高雅女性裝扮學　　　　　　陳珮玲譯　180元
㉓蠶糞肌膚美顏法　　　　　　坂梨秀子著　160元
㉔認識妳的身體　　　　　　　李玉瓊譯　160元
㉕產後恢復苗條體態　　　居理安・芙萊喬著　200元
㉖正確護髮美容法　　　　　　山崎伊久江著　180元
㉗安琪拉美姿養生學　　　安琪拉蘭斯博瑞著　180元
㉘女體性醫學剖析　　　　　　增田豐著　220元
㉙懷孕與生產剖析　　　　　　岡部綾子著　180元
㉚斷奶後的健康育兒　　　　　東城百合子著　220元
㉛引出孩子幹勁的責罵藝術　　多湖輝著　170元

（2）

㉜培養孩子獨立的藝術　　　　　多湖輝著　170元
㉝子宮肌瘤與卵巢囊腫　　　　　陳秀琳編著　180元
㉞下半身減肥法　　　　　納他夏・史達賓著　180元
㉟女性自然美容法　　　　　　　吳雅菁編著　180元
㊱再也不發胖　　　　　　　池園悅太郎著　170元
㊲生男生女控制術　　　　　　中垣勝裕著　220元
㊳使妳的肌膚更亮麗　　　　　楊　皓編著　170元
㊴臉部輪廓變美　　　　　　　芝崎義夫著　180元
㊵斑點、皺紋自己治療　　　　高須克彌著　180元
㊶面皰自己治療　　　　　　　伊藤雄康著　180元
㊷隨心所欲瘦身冥想法　　　　　原久子著　180元
㊸胎兒革命　　　　　　　　　鈴木丈織著　180元
㊹NS磁氣平衡法塑造窈窕奇蹟　古屋和江著　180元

・靑 春 天 地・電腦編號 17

①A血型與星座　　　　　　　柯素娥編譯　160元
②B血型與星座　　　　　　　柯素娥編譯　160元
③O血型與星座　　　　　　　柯素娥編譯　160元
④AB血型與星座　　　　　　　柯素娥編譯　120元
⑤青春期性教室　　　　　　　呂貴嵐編譯　130元
⑥事半功倍讀書法　　　　　　王毅希編譯　150元
⑦難解數學破題　　　　　　　宋釗宜編譯　130元
⑧速算解題技巧　　　　　　　宋釗宜編譯　130元
⑨小論文寫作秘訣　　　　　　林顯茂編譯　120元
⑪中學生野外遊戲　　　　　　熊谷康編著　120元
⑫恐怖極短篇　　　　　　　　柯素娥編譯　130元
⑬恐怖夜話　　　　　　　　　小毛驢編譯　130元
⑭恐怖幽默短篇　　　　　　　小毛驢編譯　120元
⑮黑色幽默短篇　　　　　　　小毛驢編譯　120元
⑯靈異怪談　　　　　　　　　小毛驢編譯　130元
⑰錯覺遊戲　　　　　　　　　小毛驢編譯　130元
⑱整人遊戲　　　　　　　　　小毛驢編著　150元
⑲有趣的超常識　　　　　　　柯素娥編譯　130元
⑳哦！原來如此　　　　　　　林慶旺編譯　130元
㉑趣味競賽100種　　　　　　劉名揚編譯　120元
㉒數學謎題入門　　　　　　　宋釗宜編譯　150元
㉓數學謎題解析　　　　　　　宋釗宜編譯　150元
㉔透視男女心理　　　　　　　林慶旺編譯　120元
㉕少女情懷的自白　　　　　　李桂蘭編譯　120元
㉖由兄弟姊妹看命運　　　　　李玉瓊編譯　130元

・健 康 天 地・ 電腦編號 18

（5）

⑩肝臟病預防與治療	劉名揚編著	180元
⑪腰痛平衡療法	荒井政信著	180元
⑫根治多汗症、狐臭	稻葉益巳著	220元
⑬40歲以後的骨質疏鬆症	沈永嘉譯	180元
⑭認識中藥	松下一成著	180元
⑮認識氣的科學	佐佐木茂美著	180元
⑯我戰勝了癌症	安田伸著	180元
⑰斑點是身心的危險信號	中野進著	180元
⑱艾波拉病毒大震撼	玉川重德著	180元
⑲重新還我黑髮	桑名隆一郎著	180元
⑳身體節律與健康	林博史著	180元
㉑生薑治萬病	石原結實著	180元

・實用女性學講座・ 電腦編號 19

①解讀女性內心世界	島田一男著	150元
②塑造成熟的女性	島田一男著	150元
③女性整體裝扮學	黃靜香編著	180元
④女性應對禮儀	黃靜香編著	180元
⑤女性婚前必修	小野十傳著	200元
⑥徹底瞭解女人	田口二州著	180元
⑦拆穿女性謊言88招	島田一男著	200元
⑧解讀女人心	島田一男著	200元

・校園系列・ 電腦編號 20

①讀書集中術	多湖輝著	150元
②應考的訣竅	多湖輝著	150元
③輕鬆讀書贏得聯考	多湖輝著	150元
④讀書記憶秘訣	多湖輝著	150元
⑤視力恢復！超速讀術	江錦雲譯	180元
⑥讀書36計	黃柏松編著	180元
⑦驚人的速讀術	鐘文訓編著	170元
⑧學生課業輔導良方	多湖輝著	180元
⑨超速讀超記憶法	廖松濤編著	180元
⑩速算解題技巧	宋釗宜編著	200元
⑪看圖學英文	陳炳崑編著	200元

・實用心理學講座・ 電腦編號 21

①拆穿欺騙伎倆	多湖輝著	140元

②創造好構想　　　　　　　多湖輝著　　140元
③面對面心理術　　　　　　多湖輝著　　160元
④偽裝心理術　　　　　　　多湖輝著　　140元
⑤透視人性弱點　　　　　　多湖輝著　　140元
⑥自我表現術　　　　　　　多湖輝著　　180元
⑦不可思議的人性心理　　　多湖輝著　　150元
⑧催眠術入門　　　　　　　多湖輝著　　150元
⑨責罵部屬的藝術　　　　　多湖輝著　　150元
⑩精神力　　　　　　　　　多湖輝著　　150元
⑪厚黑說服術　　　　　　　多湖輝著　　150元
⑫集中力　　　　　　　　　多湖輝著　　150元
⑬構想力　　　　　　　　　多湖輝著　　150元
⑭深層心理術　　　　　　　多湖輝著　　160元
⑮深層語言術　　　　　　　多湖輝著　　160元
⑯深層說服術　　　　　　　多湖輝著　　180元
⑰掌握潛在心理　　　　　　多湖輝著　　160元
⑱洞悉心理陷阱　　　　　　多湖輝著　　180元
⑲解讀金錢心理　　　　　　多湖輝著　　180元
⑳拆穿語言圈套　　　　　　多湖輝著　　180元
㉑語言的內心玄機　　　　　多湖輝著　　180元

・超現實心理講座・ 電腦編號 22

①超意識覺醒法　　　　　　詹蔚芬編譯　　130元
②護摩秘法與人生　　　　　劉名揚編譯　　130元
③秘法！超級仙術入門　　　陸　明譯　　150元
④給地球人的訊息　　　　　柯素娥編著　　150元
⑤密教的神通力　　　　　　劉名揚編著　　130元
⑥神秘奇妙的世界　　　　　平川陽一著　　180元
⑦地球文明的超革命　　　　吳秋嬌譯　　200元
⑧力量石的秘密　　　　　　吳秋嬌譯　　180元
⑨超能力的靈異世界　　　　馬小莉譯　　200元
⑩逃離地球毀滅的命運　　　吳秋嬌譯　　200元
⑪宇宙與地球終結之謎　　　南山宏著　　200元
⑫驚世奇功揭秘　　　　　　傅起鳳著　　200元
⑬啟發身心潛力心象訓練法　栗田昌裕著　　180元
⑭仙道術遁甲法　　　　　　高藤聰一郎著　220元
⑮神通力的秘密　　　　　　中岡俊哉著　　180元
⑯仙人成仙術　　　　　　　高藤聰一郎著　200元
⑰仙道符咒氣功法　　　　　高藤聰一郎著　220元
⑱仙道風水術尋龍法　　　　高藤聰一郎著　200元

⑲仙道奇蹟超幻像　　　　高藤聰一郎著　200元
⑳仙道鍊金術房中法　　　　高藤聰一郎著　200元
㉑奇蹟超醫療治癒難病　　　深野一幸著　　220元
㉒揭開月球的神秘力量　　　超科學研究會　180元
㉓西藏密敎奧義　　　　　　高藤聰一郎著　250元

・養 生 保 健・電腦編號 23

①醫療養生氣功　　　　　　黃孝寬著　　　250元
②中國氣功圖譜　　　　　　余功保著　　　230元
③少林醫療氣功精粹　　　　井玉蘭著　　　250元
④龍形實用氣功　　　　　　吳大才等著　　220元
⑤魚戲增視強身氣功　　　　宮　嬰著　　　220元
⑥嚴新氣功　　　　　　　　前新培金著　　250元
⑦道家玄牝氣功　　　　　　張　章著　　　200元
⑧仙家秘傳袪病功　　　　　李遠國著　　　160元
⑨少林十大健身功　　　　　秦慶豐著　　　180元
⑩中國自控氣功　　　　　　張明武著　　　250元
⑪醫療防癌氣功　　　　　　黃孝寬著　　　250元
⑫醫療強身氣功　　　　　　黃孝寬著　　　250元
⑬醫療點穴氣功　　　　　　黃孝寬著　　　250元
⑭中國八卦如意功　　　　　趙維漢著　　　180元
⑮正宗馬禮堂養氣功　　　　馬禮堂著　　　420元
⑯秘傳道家筋經內丹功　　　王慶餘著　　　280元
⑰三元開慧功　　　　　　　辛桂林著　　　250元
⑱防癌治癌新氣功　　　　　郭　林著　　　180元
⑲禪定與佛家氣功修煉　　　劉天君著　　　200元
⑳顛倒之術　　　　　　　　梅自強著　　　360元
㉑簡明氣功辭典　　　　　　吳家駿編　　　360元
㉒八卦三合功　　　　　　　張全亮著　　　230元
㉓朱砂掌健身養生功　　　　楊　永著　　　250元
㉔抗老功　　　　　　　　　陳九鶴著　　　230元

・社 會 人 智 囊・電腦編號 24

①糾紛談判術　　　　　　　清水增三著　　160元
②創造關鍵術　　　　　　　淺野八郎著　　150元
③觀人術　　　　　　　　　淺野八郎著　　180元
④應急詭辯術　　　　　　　廖英迪編著　　160元
⑤天才家學習術　　　　　　木原武一著　　160元
⑥貓型狗式鑑人術　　　　　淺野八郎著　　180元

⑦逆轉運掌握術　　　　　　淺野八郎著　180元
⑧人際圓融術　　　　　　　澀谷昌三著　160元
⑨解讀人心術　　　　　　　淺野八郎著　180元
⑩與上司水乳交融術　　　　秋元隆司著　180元
⑪男女心態定律　　　　　　小田晉著　180元
⑫幽默說話術　　　　　　　林振輝編著　200元
⑬人能信賴幾分　　　　　　淺野八郎著　180元
⑭我一定能成功　　　　　　李玉瓊譯　180元
⑮獻給青年的嘉言　　　　　陳蒼杰譯　180元
⑯知人、知面、知其心　　　林振輝編著　180元
⑰塑造堅強的個性　　　　　坂上肇著　180元
⑱為自己而活　　　　　　　佐藤綾子著　180元
⑲未來十年與愉快生活有約　船井幸雄著　180元
⑳超級銷售話術　　　　　　杜秀卿譯　180元
㉑感性培育術　　　　　　　黃靜香編著　180元
㉒公司新鮮人的禮儀規範　　蔡媛惠譯　180元
㉓傑出職員鍛鍊術　　　　　佐佐木正著　180元
㉔面談獲勝戰略　　　　　　李芳黛譯　180元
㉕金玉良言撼人心　　　　　森純大著　180元
㉖男女幽默趣典　　　　　　劉華亭編著　180元
㉗機智說話術　　　　　　　劉華亭編著　180元
㉘心理諮商室　　　　　　　柯素娥譯　180元
㉙如何在公司頭角崢嶸　　　佐佐木正著　180元
㉚機智應對術　　　　　　　李玉瓊編著　200元
㉛克服低潮良方　　　　　　坂野雄二著　180元
㉜智慧型說話技巧　　　　　沈永嘉編著　元
㉝記憶力、集中力增進術　　廖松濤編著　180元

・精 選 系 列・電腦編號 25

①毛澤東與鄧小平　　　　　渡邊利夫等著　280元
②中國大崩裂　　　　　　　江戶介雄著　180元
③台灣・亞洲奇蹟　　　　　上村幸治著　220元
④7-ELEVEN高盈收策略　　國友隆一著　180元
⑤台灣獨立　　　　　　　　森詠著　200元
⑥迷失中國的末路　　　　　江戶雄介著　220元
⑦2000年5月全世界毀滅　　紫藤甲子男著　180元
⑧失去鄧小平的中國　　　　小島朋之著　220元
⑨世界史爭議性異人傳　　　桐生操著　200元
⑩淨化心靈享人生　　　　　松濤弘道著　220元
⑪人生心情診斷　　　　　　賴藤和寬著　220元

國家圖書館出版品預行編目資料

抗老功／陳九鶴著 ──初版
──臺北市，大展，民86
面； 公分──（養生保健；24）
ISBN 957-557-759-0（平裝）

1.氣功

411.12   86010924

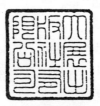

行政院新聞局局版臺陸字第100926號核准
北京人民軍醫出版社授權中文繁體字版

抗 老 功

ISBN 957-557-759-0

著　　者／陳　九　鶴
發 行 人／蔡　森　明
出 版 者／大展出版社有限公司
社　　址／台北市北投區（石牌）致遠一路二段12巷1號
電　　話／(02) 8236031・8236033
傳　　眞／(02) 8272069
郵政劃撥／0166955－1
登 記 證／局版臺業字第2171號
承 印 者／國順圖書印刷公司
裝　　訂／嶸興裝訂有限公司
排 版 者／千兵企業有限公司
電　　話／(02) 8812643
初版1刷／1997年（民86年）10月

定　　價／230元

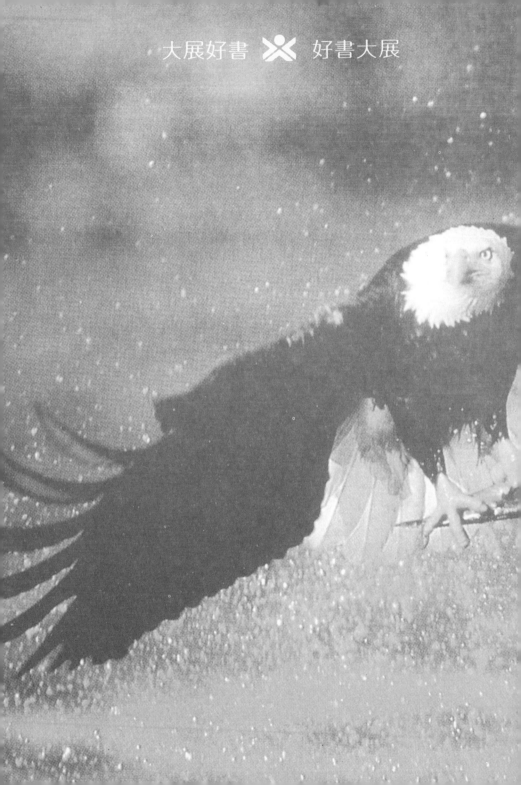

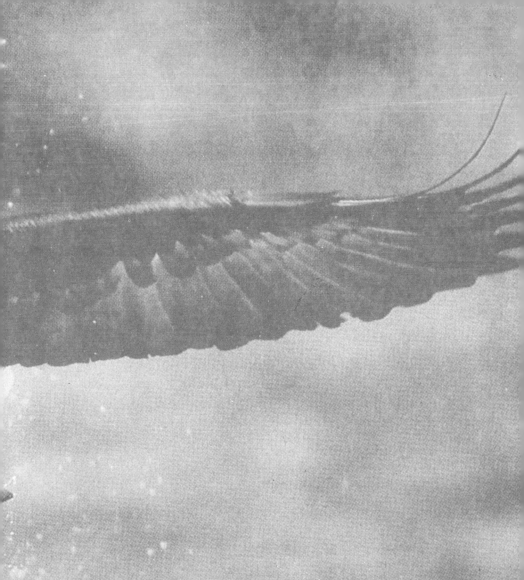